国家卫生和计划生育委员会"十三五"规划教材

全国高等学校配套教材

供本科护理学类专业用

母婴护理学实践与学习指导

主　编　莫洁玲　王玉琼

副主编　崔仁善　罗　阳

编　者　（按姓氏笔画排序）

王　颖（成都市妇女儿童中心医院）　　　茅　清（厦门医学院）

王小燕（福建医科大学护理学院）　　　　罗　阳（中南大学湘雅护理学院）

王玉琼（成都市妇女儿童中心医院）　　　侯小妮（北京中医药大学护理学院）

石琳筠（天津医科大学护理学院）　　　　莫洁玲（广西医科大学护理学院）

孙美玲（哈尔滨医科大学附属第二医院）　崔仁善（沈阳医学院护理学院）

张英艳（齐齐哈尔医学院）　　　　　　　蒲晓芬（四川大学华西第二医院）

秘　书　王　颖

人民卫生出版社

图书在版编目（CIP）数据

母婴护理学实践与学习指导 / 莫洁玲，王玉琼主编 . —北京：人民卫生出版社，2017

ISBN 978-7-117-25098-6

Ⅰ. ①母⋯　Ⅱ. ①莫⋯②王⋯　Ⅲ. ①产褥期 – 妇幼保健 – 高等学校 – 教学参考资料　Ⅳ. ①R714.61

中国版本图书馆 CIP 数据核字（2017）第 218067 号

人卫智网	www.ipmph.com	医学教育、学术、考试、健康，购书智慧智能综合服务平台
人卫官网	www.pmph.com	人卫官方资讯发布平台

母婴护理学实践与学习指导

主　　编：莫洁玲　王玉琼
出版发行：人民卫生出版社（中继线 010-59780011）
地　　址：北京市朝阳区潘家园南里 19 号
邮　　编：100021
E - mail：pmph @ pmph.com
购书热线：010-59787592　010-59787584　010-65264830
印　　刷：北京机工印刷厂
经　　销：新华书店
开　　本：850×1168　1/16　印张：8
字　　数：231 千字
版　　次：2017 年 10 月第 1 版　2017 年 10 月第 1 版第 1 次印刷
标准书号：ISBN 978-7-117-25098-6/R・25099
定　　价：23.00 元

打击盗版举报电话：010-59787491　E-mail：WQ @ pmph.com
（凡属印装质量问题请与本社市场营销中心联系退换）

前　言

本教材是国家卫生和计划生育委员会"十三五"规划教材,是以人的生长发育周期为轴线的护理系列辅助教材之一。教材的编写根据第六轮本科护理学专业规划教材主编人会议精神,编写人员尊重该书主审专家意见,并总结了上版的优缺点,经过认真讨论后撰写而成。本教材供全国高等学校护理学专业本科学生使用,也可供在职护士及各层次护理专业教学人员使用。

教材本着以"以家庭为中心"的护理理念,以辅助护士执业资格考试为主线,围绕母婴这个特殊人群的生理、心理变化过程进行撰写,体现孕前、孕期、产时、产后母婴的连续性服务。在参考大量国内、外母婴护理及妇产科相关教材的基础上,并结合我国母婴护理的特点,体现了第六轮教材要求的规范化、精品化、创新化及国际化。教材体例及结构遵循上版,并对各知识点进行了更新。

教材修订过程中,得到了北京中医药大学护理学院、广西医科大学护理学院、成都市妇女儿童中心医院、福建医科大学护理学院、天津医科大学护理学院、哈尔滨医科大学附属第二医院、齐齐哈尔医学院、中南大学湘雅护理学院、厦门医学院、沈阳医学院护理学院、四川大学华西第二医院的大力支持,保证了教材及配套光盘的顺利完成,在此表示衷心的感谢!同时,感谢第2版教材的所有编写人员为本版教材所打下的良好基础。

由于时间紧迫和能力有限,教材中难免有不妥之处,殷切希望使用本教材的师生和各位同仁给予指正。

莫洁玲　王玉琼

2017 年 8 月

目　录

第一章
母婴护理概论

【重点、难点提示】

一、母婴护理的理念

胎儿孕育及新生儿的出生过程是生命延续的过程,这一过程的发生会引起整个家庭的变化。孕、产妇及整个家庭的成员在这一阶段都会经历着正常人生过程中的特殊时期。因此,母婴护理的理念也应围绕这样的思维方式而变化与发展。

二、母婴护理的相关概念

1. **围生期护理**　围生期指妊娠28周到产后7天的时期。围生期护理指这段时间为孕产妇及胎儿、新生儿提供的护理。此概念明确了将母亲和新生儿作为一个整体进行护理。

2. **以家庭为中心的护理**　指将家庭作为社会的一个基本单元提供的护理服务,以促进家庭重要功能的实现,如生儿育女过程中家庭成员(父母、兄弟姊妹等)的相互支持、婴幼儿保健或者疾病康复过程中的家庭成员的作用等。

3. **人口出生率**　指某地在一个时期内(通常指一年)出生人数与平均人口之比,它反映了人口的出生水平。出生率与育龄妇女的人数以及国家的人口总数有关。

4. **孕产妇死亡率**　指从妊娠开始到产后42天内,因各种原因(除意外事故外)造成的孕产妇死亡。由于其比例较小,因而分母现在多以十万计,即每十万例活产中孕产妇的死亡数为孕产妇死亡率。导致孕产妇死亡的原因主要是产后出血、妊娠高血压疾病及感染等。

5. **围产儿死亡率**　围产儿是指从妊娠28周到产后7天内的胎儿或新生儿。围产儿死亡率指在1000个围产儿中,死亡的胎儿或者新生儿数。引起围产儿死亡的原因主要有胎儿宫内窘迫、低出生体重、先天缺陷等。围产儿死亡率是体现产科质量的重要指标之一,我国至今没有围产儿死亡率的全国统计,从各地区来看呈逐年下降趋势。

三、母婴护理发展过程

1. 以"家庭为中心"的母婴护理模式的初始阶段
2. 医院内分娩护理模式的形成阶段
3. 以"家庭为中心"的母婴护理阶段
4. 产时服务新模式

四、社会文化因素对母婴护理的影响

在不同的社会背景中,妊娠和分娩具有不同的意义。甚至在同一社会由于社会地位、经济水平不同,妊娠和分娩的意义也不一样。因此,护士应该了解不同背景对生育的意义与方法。

1. **文化**　文化对人的影响是潜移默化的,不同文化背景使人形成了不同的人生观和价值观。护士应该在评估孕产妇不同文化背景的基础上提供适合于文化的健康指导。

2. 经济地位　国家的经济地位是预测女性生育行为及对健康保健服务使用的重要因素,人们常将收入、受教育程度、职业、居住环境、社会价值观及生活方式等作为区分社会差异的几个指标。

3. 生育保险　生育保险是国际上保护妇女劳动者权益的通行办法,该政策的主要目标是为职业妇女生育期间提供生活保障和医疗服务。由于有了生育保险后,解决了妇女分娩、住院医疗费用问题,提高了孕产妇的住院分娩率,从而有效地降低了孕产妇及围产儿的死亡率。

五、母婴保健服务在母婴护理中的作用

1. 母婴保健组织　母婴的健康状况在反映其本身的健康问题、社会人群的整体健康水平的同时,也反映整个国家的政治、经济、文化的整体水平,母婴保健直接关系到社会和家庭的稳定、儿童的生存与发展。

2. 母婴服务人员的规模　随着我国经济水平的提高,人们对母婴的重视度也逐渐地增强,顺应这一需求,母婴护理成为了一门专科,母婴服务也越来越完善。妇产医院作为最专业的母婴服务机构,开展了孕前、产前、产时、产后的全面服务,同时各社区服务中心也开展了对于母婴的保健工作。

六、护士在母婴护理中的作用

随着"以家庭为中心"的母婴护理以及产时服务新模式的不断发展,护士的角色和功能已经发生了很大的变化,护理的对象不再只是孕妇、产妇或新生儿,而是扩展到了他们的整个家庭。因此,护士在整个母婴护理过程中扮演参与者、协助者、教育者、咨询者、指导者等多重角色。

(王玉琼)

第二章
女性生殖系统解剖与生理

【重点、难点提示】

女性生殖系统以骨盆为中心，主要由内、外生殖器官构成。内生殖器位于骨盆腔中，周围由韧带及骨盆底组织支托，与血管、神经及淋巴有密切联系；外生殖器显露于骨盆外。

一、女性生殖系统解剖

(一) 骨盆

骨盆(pelvis)是由骨骼、关节和韧带构成，左右对称性的空腔结构，内生殖器位于其中。女性骨盆除了具有传导重力、支持躯干和保护盆腔脏器等功能外，也是胎儿经阴道分娩必经的骨性通道，其大小、形状对分娩有直接影响。

1. 骨盆的组成

(1) 骨骼：骨盆由 1 块骶骨、1 块尾骨及左右 2 块髋骨组成。每块髋骨又由髂骨、耻骨和坐骨融合而成。

(2) 关节：包括耻骨联合、骶髂关节、骶尾关节。

(3) 韧带：主要有骶结节韧带和骶棘韧带。骶棘韧带(sacrospinous ligament)：其宽度称坐骨切迹宽度，是判断中骨盆是否狭窄的重要指标。

妊娠期受激素变化的影响，韧带可变松弛，关节之间的活动度略有增加，尤其骶尾关节的活动增加有利于胎儿的娩出，但少数孕妇在妊娠后期可能因为耻骨联合的分离造成疼痛。

2. 骨盆的分界

骨盆通常被分为假骨盆(又称大骨盆)和真骨盆(又称小骨盆)两部分。以耻骨联合上缘、髂耻缘和骶骨岬上缘之间的连线为界，分界线以上部分为假骨盆；分界线以下部分为真骨盆。真骨盆又称骨产道，其各径线的大小直接影响胎儿能否顺利通过阴道分娩，临床上一般通过直接测量假骨盆的某些径线来间接了解真骨盆的大小。

3. 骨盆的标记　①骶岬：由第一骶椎向前突出形成，是骨盆内测量的重要骨点；②坐骨棘：坐骨后缘中点的突出部分，肛门和阴道检查容易触到，是分娩时胎先露高低的重要标志；③耻骨弓：两个耻骨降支前部相连构成弓状，正常角度为 90°~100°。

4. 骨盆的平面　真骨盆被人为地分为三个与分娩有关的假想平面，即：骨盆入口平面，多呈横椭圆形，其前后径线的大小在分娩中有重要意义；中骨盆平面，多呈纵椭圆形，其横径即为两侧坐骨棘间径；出口平面，由两个不同平面的三角形构成，坐骨结节之间的距离构成了它们共同的底边。

5. 骨盆的类型　骨盆有四种基本类型，其中女型占大多数，最利于分娩。

(二) 外生殖器

外生殖器是女性生殖器官外露的部分，又称外阴，是两股内侧从耻骨联合到会阴之间的区域。包括阴阜、大阴唇、小阴唇、阴蒂及阴道前庭。大阴唇皮下组织中有丰富的血管、神经和淋巴管,外伤时尤其骑跨伤后容易形成血肿,常需要紧急处理。

阴道口与肛门之间的软组织称为会阴,表面为皮肤及皮下组织,内层为会阴中心腱,又称会阴体。分娩时此处特别容易撕裂,故临床在分娩时根据会阴情况可能做会阴切开,以保护会阴组织的完整性。

(三)内生殖器

女性内生殖器(internal genitalia)位于真骨盆内,包括阴道、子宫、输卵管和卵巢,后二者称为子宫附件(uterine adnexa)。

1. 阴道　是性交器官,也是月经血排出和胎儿娩出的通道。阴道后穹隆较深,与腹腔仅有很薄的阴道壁相隔,临床上常经过此处向腹腔内穿刺或做腹腔引流,以诊断和治疗某些疾病。生育年龄女性阴道富含横纹皱襞和弹力纤维,伸展性较大,有利于分娩;青春期以后在女性激素的作用下,阴道黏膜有周期性变化,对女性有保护性作用,但幼女和老年妇女由于性激素少,容易发生阴道感染。阴道壁富含静脉丛,损伤后易出血或形成血肿。

2. 子宫　是女性产生月经的部位,也是男性精子进入女性体内的通道和孕育胎儿的空腔器官。子宫位于盆腔中央,呈倒置的梨形,上宽下窄,由子宫颈和子宫体两部分构成,是一个有腔的肌性器官。下端的子宫颈被阴道穹隆包绕,上端的子宫体两侧连接输卵管和卵巢,中央连接子宫颈与子宫体之间的部分最狭窄,称为子宫峡部。成人子宫重量约50g,长7~8cm,宽4~5cm,厚2~3cm,宫腔容量5~10ml。

(1) 子宫体:子宫体壁较厚,可分为三层,表面为一层浆膜,是脏层腹膜的连续;中间由平滑肌构成,肌肉厚约0.8cm,呈编织状排列,使子宫具有很强的伸展和收缩能力;内层是黏膜层,也叫子宫内膜,可分为基底层和功能层。功能层受卵巢激素的影响,可发生周期性变化。

(2) 子宫颈:成年妇女子宫颈长3cm,内腔呈梭形,称子宫颈管。未产女性的子宫颈外口呈圆形,已产妇因受分娩的影响外口呈横裂状,将子宫颈分成前后两唇。子宫颈外口柱状上皮与鳞状上皮的交界处,是子宫颈癌的好发部位,应定期检查。

(3) 子宫峡部:在非孕期长约1cm,妊娠期逐渐伸展变长可达7~10cm。由于此处的肌肉较薄,血管少,剖宫产时一般在此处做切口,易于术后恢复。

(4) 子宫的韧带:子宫依靠其周围的4对韧带维持其在盆腔中的正常位置。①圆韧带:起于子宫角的前面,终止于大阴唇前端,具有维持子宫前倾位置的作用;②阔韧带:是子宫体两侧延伸至骨盆壁的一对翼型双层腹膜皱襞,保持子宫在盆腔正中位置;③主韧带:也叫子宫颈横韧带,是从子宫颈两侧伸向骨盆侧壁的一对坚韧的纤维结缔组织,在固定子宫颈位置、防止子宫脱垂中起重要作用;④宫骶韧带:从子宫颈后面向两侧绕过直肠达第2、3骶椎前面的筋膜,将宫颈向后、向上牵引,间接维持子宫前倾位置。

3. 输卵管　是精子和卵子相遇的场所,也是受精卵被输送到子宫腔的通道。

输卵管是一对细长而弯曲的管道,全长8~14cm,近端与子宫角相连,远端游离。由近及远可将输卵管分为4部分。①间质部:位于子宫角的肌壁内,长约1cm;②峡部:在间质部外侧,是管腔较狭窄的部分,长约2~3cm;③壶腹部:在峡部外侧,管腔较宽大,长约5~8cm,是正常情况下精子和卵子相遇受精的部位;④伞部:是输卵管的末端,长约1~1.5cm,开口游离于腹腔,有"拾卵"作用。

输卵管分为三层:外层为浆膜层;中层为平滑肌,当肌肉收缩时,产生节律性蠕动;内层为黏膜层,为单层高柱状上皮,部分上皮细胞有纤毛,纤毛摆动和输卵管肌肉蠕动均朝子宫腔方向,有输送受精卵的作用。

4. 卵巢　卵巢是一对扁椭圆形腺体,成年女性的卵巢灰白色,约为4cm×3cm×1cm,重5~6g,由皮质和髓质两部分构成。皮质中有数以万计的原始卵泡,髓质在卵巢的中心,富含血管、神经等。卵巢具有产生卵细胞和分泌性激素的功能,是保持女性特征的重要器官。

(四)骨盆底

骨盆底由多层肌肉和筋膜组成,使骨盆出口封闭,起到支撑各种盆腔脏器的作用。若骨盆底的结构和功能发生异常,可影响盆腔脏器的位置与功能,甚至导致分娩障碍,而分娩处理不当,亦可损伤骨盆底。

骨盆底由外向内分为3层:

(1) 外层:即浅层筋膜与肌肉。其主要结构有:①球海绵体肌,此肌收缩时能紧缩阴道,又称阴道缩肌;②坐骨海绵体肌;③会阴浅横肌;④肛门外括约肌,有紧缩肛门的作用。

(2) 中层:即泌尿生殖膈,由上、下两层坚韧的筋膜及其间的一对会阴深横肌和尿道括约肌组成,覆盖于骨盆出口前部的三角形平面的尿生殖膈上,亦称为三角韧带,其中有尿道与阴道穿过。

(3) 内层:亦称为盆膈,是骨盆底最内层的坚韧组织,由肛提肌及内、外面两层筋膜组成,由前向后有尿道、阴道及直肠穿过。肛提肌对加强盆底托力及肛门与阴道括约肌的力量有重要作用。

会阴:有广义和狭义两个概念。广义的会阴是指封闭骨盆出口的所有软组织。狭义的会阴仅指阴道口与肛门之间区域的软组织,厚3~4cm,分娩时容易损伤会阴部组织,故在分娩时应保护会阴,以防止裂伤。

(五)血管、淋巴及神经

1. 血管

(1) 动脉:女性内、外生殖器官的血液供应主要来自卵巢动脉、子宫动脉、阴道动脉及阴部动脉。除卵巢动脉外,其余的动脉均来自髂内动脉。

(2) 静脉:盆腔静脉均与同名动脉伴行,并在相应器官及其周围形成相互吻合的静脉丛,因此盆腔感染易于通过血管蔓延扩散。

2. 淋巴　女性内外生殖器官和盆腔组织具有丰富的淋巴系统,主要分为外生殖器淋巴与盆腔淋巴两组。当内、外生殖器发生感染或恶性肿瘤时,往往沿回流的淋巴管转移,导致相应部位淋巴结肿大。

3. 神经　分为支配外生殖器的神经和支配内生殖器的神经。子宫平滑肌有自主节律活动,完全切除其神经后仍有节律性收缩,还能完成分娩活动。临床上可见低位截瘫的产妇仍能顺利自然分娩。

(六)邻近器官

女性生殖器官与盆腔内其他器官相邻,血管、神经、淋巴也相互密切联系。在疾病的临床诊疗和护理方面相互影响。主要的邻近器官有:

1. 尿道　女性尿道短而直,且尿道与阴道均开口在前庭区域,故容易发生泌尿系统感染。

2. 膀胱　位于耻骨联合之后,子宫之前。膀胱充盈时妨碍盆腔检查,并易造成误诊;在妇科腹部手术中易被误伤,故妇产科检查及手术前必须排空膀胱。

3. 输尿管　在子宫颈外侧约2cm处的子宫动、静脉下方与输尿管交叉,子宫手术中应特别注意避免伤及输尿管。

4. 直肠　前为子宫及阴道,后为骶骨。腹膜于直肠中段折向前上方,覆盖于子宫颈及子宫的后壁,形成子宫直肠陷凹,是人体最低的部位,腹腔液体容易积聚于此,盆腔的肿瘤也易转移至该处。肛管周围有肛提肌及肛门内、外括约肌,而肛门外括约肌为骨盆底浅层肌的一部分。因此,妇科手术及产科分娩处理时应注意避免损伤肛管、直肠。

5. 阑尾　妊娠期阑尾位置因子宫的增大而向上、向外移位,妇女患阑尾炎时可波及子宫附件,在诊断与鉴别诊断时应特别注意。

二、女性生殖系统生理

女性的一生可以分为胎儿期、新生儿期、幼年期、青春期、性成熟期、围绝经期和老年期共七个阶段,每个阶段并无严格界限,但都有不同的生理特点。女性的生理特点正反映了女性下丘脑-垂体-卵巢轴发育、成熟和衰退的变化过程。

(一) 卵巢的功能及其周期性变化

1. 卵巢的功能　卵巢是女性的重要内分泌器官,具有排卵和分泌性激素两大功能,以保持女性的正常生理状态和生殖功能。

2. 卵巢的周期性变化　排卵时间多发生在两次月经中间,一般在下次月经来潮之前14天左右。排卵前后是女性最容易受孕的时间。排卵后残留的卵泡壁塌陷形成黄体,黄体寿命平均14天。若未受孕,在排卵后9~10天黄体萎缩,月经来潮,新的周期开始。

3. 卵巢分泌的激素及其生理作用　卵巢主要分泌雌激素、孕激素和少量雄激素。

(1) 雌激素的生理功能有:①子宫:促进子宫发育,使子宫肌层增厚,子宫收缩力增强,子宫对缩宫素的敏感性增加;使子宫内膜增生变厚;使宫颈口松弛、扩张,子宫颈黏液分泌增加,变得稀薄,易拉成丝状;②输卵管:促进输卵管的发育及分泌活动,增强输卵管蠕动,利于受精卵的输送;③卵巢:促进卵泡发育;④阴道:促进阴道上皮的增生和角化,黏膜增厚,阴道酸度增加,使阴道的局部抵抗力增加;⑤乳房:促进乳腺腺管增生,大量雌激素可抑制乳汁分泌;⑥代谢作用:促进水钠潴留及骨钙沉着;促进肝高密度脂蛋白合成,降低循环中胆固醇水平;⑦下丘脑和垂体:通过对下丘脑和垂体的正负反馈调节,控制促性腺激素分泌;⑧第二性征:促使女性第二性征发育。

(2) 孕激素的主要生理功能有:①子宫:使子宫肌肉松弛,降低妊娠子宫对缩宫素的敏感性,有利于胚胎和胎儿在子宫内生长发育;使子宫内膜由增生期转化为分泌期;使子宫颈黏液减少,拉丝度变短;②输卵管:抑制输卵管蠕动;③阴道:促进阴道上皮细胞脱落;④乳房:促进乳腺腺泡发育;⑤代谢作用:促进体内水钠排泄;⑥下丘脑和垂体:通过对下丘脑和垂体的负反馈调节,抑制促性腺激素分泌;⑦体温:兴奋体温调节中枢升高体温,正常女性排卵后基础体温可升高0.3~0.5℃,此特点可作为排卵的重要指标。

(3) 雄激素的生理功能:卵巢能分泌少量雄激素——睾酮。睾酮不仅是合成雌激素的前体,而且是维持女性正常生理功能的重要激素。从青春期开始,雄激素分泌增加,促使阴蒂、阴唇等发育,促进阴毛、腋毛的生长;促进蛋白质合成,促进肌肉生长和骨骼的发育;促进骨髓中红细胞增生。

(二) 月经的周期性变化

女性第一次月经来潮称为初潮,一般在11~18岁,多数在13~15岁。两次月经第1天的间隔时间为月经周期,一般为28~30天,每次月经持续的天数称月经期,一般为3~7天。月经量约为30~50ml。

1. 月经周期的调节　月经周期主要通过下丘脑、垂体和卵巢的共同作用下调节,称为下丘脑-垂体-卵巢轴,即女性的内分泌调节轴,三者之间通过性调节激素的变化完成其功能。

2. 调节激素的周期性变化

(1) 促卵泡素(FSH):在卵泡期的前半期水平较低,至排卵前24小时出现高峰,持续24小时呈直线下降,此后维持在较低水平,直至月经来潮。

(2) 促黄体生成素(LH):卵泡期的前半期处于较低水平,逐渐上升,在排卵前24小时左右出现一陡峰,并于24小时左右骤降,至月经前达最低水平。

(3) 雌激素的变化:随卵泡的发育雌激素分泌逐渐增多,至排卵前达到第一个高峰后下降。在排卵后黄体成熟时达第二个高峰,以后逐渐降低,在月经前降至最低水平。

(4) 孕激素的变化:排卵后随黄体的发育孕激素分泌量显著增加,排卵后7~8天,黄体成熟时达高峰,以后逐渐下降,至月经前达最低水平。

(三) 生殖器官及基础体温的周期性变化

女性各生殖器官均受到卵巢激素的影响,因而具有周期性变化。

1. 子宫的周期性变化　以子宫内膜的周期性变化最为显著,主要有以下3期:①增生期:指月经周期第 5~14 日,此期相当于卵泡发育至成熟阶段,故也称为卵泡期;②分泌期(secretive phase):月经周期第 15~28 日,此期相当于黄体发育、成熟、退化阶段,故又称为黄体期;③月经期:月经周期的第 1~4 日。表现为月经来潮。

2. 子宫颈的变化 主要表现在宫颈黏液的周期性变化。排卵前受雌激素影响,子宫颈黏液量逐渐增多,稀薄而透明,拉丝度可长达 10cm 以上。涂片在显微镜下可见羊齿植物叶状结晶。排卵后受孕激素影响,子宫颈黏液分泌量减少,变黏稠,拉丝易断,不利于精子通过,涂片在显微镜下可见成排的椭圆体。

3. 输卵管的周期性变化 在雌、孕激素的影响下,输卵管黏膜也发生周期性变化,但这种变化不如子宫内膜明显,在临床上也不容易直接见到。

4. 阴道黏膜的周期性变化 排卵前受雌激素影响,阴道黏膜上皮增厚;排卵后受孕激素影响,阴道黏膜上皮大量脱落。

三、乳房的解剖与生理

女性乳房与生殖器官功能密切相关,于青春期开始发育,乳房萌发是女性第二性征最初特征,是女性青春期发动的标志。随卵巢呈周期性变化,妊娠与哺乳期有分泌活动。

(一)正常乳房的位置和形态

乳房位于胸前部,胸大肌和胸筋膜的表面,上起第 2~3 肋,下至第 6~7 肋,内侧至胸骨旁线。乳房内侧 2/3 位于胸大肌表面,外侧 1/3 超过胸大肌腋缘而位于前锯肌表面。乳房的形态可因年龄、种族、遗传、哺乳等因素而有一定的差异。乳头在乳房前方中央突起,周围的色素沉着区称为乳晕。

(二)乳房的结构

乳房由皮肤、皮下脂肪、纤维组织和乳腺构成,其中有神经、血管、淋巴管分布。乳腺腺体是乳房的基本结构,纤维结缔组织是乳房的支架,脂肪好似乳腺的填充剂。随着妇女年龄及生育状况的变化,三种组织的比例也随之而变化,由此导致乳房外形的变化。

1. 脂肪组织 乳房内脂肪组织的多少是决定乳房大小的主要因素之一。整个乳房除乳晕外均为一层脂肪组织所包围,脂肪层的厚薄因年龄、生育等因素而导致个体差异很大。

2. 纤维组织 在乳腺小叶间垂直行走并互相搭连成网状的纤维组织束称为乳腺悬韧带(又称为 Cooper 韧带),悬韧带对乳腺组织和脂肪组织起一定的支持作用,可使乳房既有一定的活动度,在直立时又不至于明显下垂,并使乳房保持一定的硬度、弹性和外形。

3. 腺体 乳房被结缔组织分隔成 15~20 个腺叶,以乳头为中心呈轮样放射状排列。每一腺叶可分成许多腺小叶,腺小叶由小乳管和相应的腺泡组成。一个乳房的腺叶数目是固定不变的,但小叶的数目和大小却可有很大的变化。

4. 导管 输乳管有 15~20 根,以乳头为中心呈放射状排列,汇集于乳晕,开口于乳头,称为输乳孔。乳腺导管在乳头基底部扩大而形成较为膨大的壶腹即为乳窦,乳汁分泌贮积与此,挤压乳晕,乳汁从乳头排出。乳腺小叶为乳腺的基本单位,腺泡是分泌乳汁的结构,乳汁通过各级腺管输送排出,一个乳腺小叶就像一串葡萄,腺泡为一个个的葡萄,腺管则像连接葡萄的把柄及梗。各导管系统之间无吻合支。

5. 乳头和乳晕 乳头隆起于乳房表面的中央,正常人乳头高出皮面,少数人可因先天发育不良致乳头凹陷,严重的乳头内陷不仅影响美观,而且易发生感染,影响正常哺乳。乳晕环绕在乳头周围,青春期呈现玫瑰红色,妊娠及哺乳后范围增大,色泽加深呈深褐色。乳晕上有较多小粒状突出,为乳晕腺,妊娠及哺乳期尤为明显,具有保护皮肤、润滑乳头及婴儿口唇的作用。乳头、乳晕部含有较多的平滑肌纤维,当有机械刺激,如婴儿吸吮时可使乳晕部平滑肌收缩,乳头勃起、变小、变硬,并挤压导管排出内容物。乳头和乳晕的皮肤比较娇嫩,容易损伤。

(三)乳房的生理

乳腺的生理活动是受垂体前叶激素、肾上腺皮质激素和性激素的影响和制约的。乳腺的发育和正常功能受着多种激素作用的影响,在妊娠和哺乳期激素活动达到最高潮,此时乳腺变化最为明显。在妊娠和哺乳期,由于胎盘分泌大量的雌激素和脑垂体分泌生乳素的影响,乳腺明显增生,腺管延长,腺泡分泌乳汁。哺乳期后,乳腺复原退化而处于相对静止状态。

乳房的主要功能是分泌乳汁,供婴儿生长发育之需。当婴儿吸吮乳头时,由乳头传来的感觉信号,经传入神经抵达下丘脑、下丘脑促进垂体释放生乳素和缩宫素,垂体生乳素可使乳腺泡分泌乳汁,缩宫素可使乳腺管收缩推挤乳汁到乳窦。

【自 测 试 题】

A1 型题

1. 关于骨盆哪项是**错误**的
   A. 骨盆入口平面呈横椭圆形,其前方为耻骨联合上缘,两侧为髂耻缘,后方为骶岬前缘
   B. 中骨盆平面是指从耻骨联合下缘中点,经过坐骨棘止于骶骨下端
   C. 骨盆出口前后径大于横径
   D. 骨盆入口前后径大于横径
   E. 真骨盆呈前浅后深的形态,它的形状、径线直接影响胎儿的分娩

2. 关于阴道壁的描述下列哪项是**错误**的
   A. 阴道黏膜为复层鳞状上皮
   B. 阴道壁富有静脉丛,局部损伤易形成血肿
   C. 阴道上皮富有腺体,故妇女常有白带多的症状
   D. 阴道黏膜受卵巢激素影响,有周期性变化
   E. 阴道壁有很多皱襞及外覆有弹力纤维,故有很大的伸展性

3. 维持子宫颈位置的重要韧带是
   A. 圆韧带　　　　　　　B. 阔韧带　　　　　　　C. 主韧带
   D. 宫骶韧带　　　　　　E. 卵巢固有韧带

4. 间接保持子宫前倾位置的主要韧带是
   A. 阔韧带　　　　　　　B. 圆韧带　　　　　　　C. 主韧带
   D. 宫骶韧带　　　　　　E. 骶结节韧带

5. 关于卵巢,下列哪项是**错误**的
   A. 产生卵子并分泌激素　　　　　B. 为女性的性腺器官
   C. 髓质内含有数以万计的原始卵泡　　D. 卵巢表层为单层立方上皮
   E. 卵巢表面无腹膜覆盖

6. 女性内生殖器的邻近器官**不包括**
   A. 输尿管　　　　　　　B. 阑尾　　　　　　　C. 尿道
   D. 膀胱　　　　　　　　E. 乙状结肠

7. 下列哪一项是孕激素的生理作用
   A. 增强子宫收缩力,增强子宫平滑肌对催产素(缩宫素)的敏感性
   B. 使宫颈口闭合、黏液减少,变稠,拉丝度减少
   C. 使阴道上皮增生和角化
   D. 使乳腺管增生,乳头、乳晕着色
   E. 加强输卵管节律性收缩的振幅

8. 关于雌激素,下列哪项描述是**错误**的

A. 在月经周期中有 2 个高峰　　　　　　　B. 第 1 个高峰是卵泡分泌的

C. 第 2 个高峰是黄体分泌的　　　　　　　D. 使宫颈口松弛、扩张

E. 对下丘脑只有负反馈作用

9. 月经后的子宫内膜由下列哪一项修复

A. 致密层　　　　　　　B. 海绵层　　　　　　　C. 基底层

D. 功能层　　　　　　　E. 肌层

10. 垂体产生的性功能调节激素有

A. 雌、孕激素　　　　　　　　　　　B. 雌、孕激素及雄激素

C. 雌、孕激素及促卵泡素　　　　　　D. 促卵泡素、促黄体素

E. 雌、孕激素及生乳素

A2 型题

11. 小王,24 岁,未婚未育,其子宫大小、子宫腔容积分别为

A. 7cm×5cm×3cm,10ml　　　　　　B. 8cm×6cm×4cm,10ml

C. 7cm×5cm×3cm,5ml　　　　　　　D. 5cm×4cm×2cm,5ml

E. 5cm×4cm×2cm,10ml

12. 患者,女,13 岁,骑自行车与三轮车相撞,自觉外阴疼痛难忍并肿胀就诊。根据女性外阴解剖学的特点可能发生的是

A. 小阴唇裂伤　　　　　　B. 大阴唇血肿　　　　　　C. 阴道前庭损伤

D. 前庭大腺肿大及出血　　E. 阴蒂损伤

13. 某妇女,28 岁,准备怀孕,月经周期为 33 天,向护士咨询其排卵日在月经来潮后的多少天,护士正确的回答是

A. 第 11 天　　　　　　　B. 第 14 天　　　　　　　C. 第 16 天

D. 第 19 天　　　　　　　E. 第 21 天

14. 女性,13 岁,半年前第一次月经来潮后,月经周期紊乱,经量多少不定,现属于

A. 幼年期　　　　　　　B. 性成熟期　　　　　　　C. 生育期

D. 青春期　　　　　　　E. 青春前期

15. 某女士,30 岁,已婚,平素月经规律,月经周期第 22 天取子宫内膜检查所见:腺体较大,腺腔内含大量糖原,内膜间质水肿。该内膜为子宫内膜以下哪一期的表现

A. 月经期　　　　　　　B. 增生期　　　　　　　C. 分泌早期

D. 分泌期　　　　　　　E. 月经前期

16. 孕产妇,30 岁,已婚,孕 22 周进行全面体检,检查结果显示其骨盆形态与各径线均正常,耻骨弓之间的夹角为正常,其角度为

A. 60°~70°　　　　　　　B. 70°~80°　　　　　　　C. 80°~90°

D. 90°~100°　　　　　　　E. 110°~120°

A3/A4 型题

(17~19 题共用题干)

某女士,26 岁,已婚,平素月经规律,周期为 28 天,持续时间为 4 天,末次月经为 3 月 5 日,今天是 3 月 12 日。

17. 其子宫内膜变化处于

A. 月经期　　　　　　　B. 增生期　　　　　　　C. 分泌早期

D. 分泌期　　　　　　　E. 月经前期

18. 该女士的排卵期应为哪天

A. 3月12日   B. 3月14日   C. 3月16日

D. 3月18日   E. 3月20日

19. 其黄体发育高峰大约在排卵后的多少天

A. 7~8天   B. 9~10天   C. 11~12天

D. 13~14天   E. 15~16天

案例分析

1. 某女,32岁,G_2P_1,本次意外妊娠64天行吸宫术。

(1) 在吸宫术中不慎损伤阴道后壁,最可能伤及的邻近器官是什么?

(2) 此孕妇第一次分娩的方式是阴道分娩,其宫颈外口呈何种形状?

2. 某女,25岁,平时月经规律,月经周期为30天,经期为5天。

(1) 对此妇女应如何推算其排卵的日期?

(2) 给此妇女做妇科检查时见其宫颈黏液分泌量多,稀薄,易拉丝,影响宫颈黏液的这种特性的是何种激素?

【参 考 答 案】

1. D   2. C   3. C   4. D   5. C   6. E   7. B   8. E   9. C   10. D

11. C   12. B   13. D   14. D   15. D   16. D   17. B   18. D   19. A

案例分析

1. (1) 直肠

(2) 横裂状

2. (1) 月经周期的第16天

(2) 雌激素

(王小燕)

3

第三章
优生优育

【重点、难点提示】

优生学即在社会的控制下,运用遗传学的原理和方法,研究如何改善人类遗传素质、防止出生缺陷及提高人口质量的科学。而将一个新生命培养成一个健康的人,是优育学的最基本目标。

(一) 妊娠前准备

1. 身体准备　准备怀孕的夫妇在妊娠前 3~6 个月应到医疗机构,对身体健康状况及是否适宜妊娠做出初步评估。注意:①是否有妊娠前各系统、器官的疾病;②积极防治感染;③避免滥用药物。

2. 心理准备　孕前夫妇应该在准备妊娠时要调适和改善自己的不良情绪,努力达到良好的心理状态。

3. 其他准备

(1) 选择适宜的受孕时机:①女性的最佳生育年龄为 25~29 岁,男性的最佳生育年龄为 23~30 岁;②一般应避免冬春交替时受孕,最佳受孕季节为 7、8、9 月份;③宜选择在家庭经济条件相对较好、生活稳定、精神放松的时期受孕。

(2) 合理营养:孕前要注意营养均衡、粗细搭配、规律饮食,不偏食、不节食、不贪食。特别是孕前 3~6 个月开始,应多吃含优质蛋白质、富含维生素和必需微量元素的食品;孕前 3 个月开始,每天服用 0.4mg 的叶酸。

(3) 保持适宜体重:孕前即应开始自我体重管理,合理饮食,适当运动,使体重保持在适宜范围,以体重指数(body mass index,BMI)在 18.5~24kg/m² 为宜。

(4) 建立良好的生活方式:要注意:①运动与休息;②戒烟酒;③适当节制性生活;④远离宠物。

(5) 避免有害环境因素:夫妻在孕前均要避免接触危害生殖健康的环境因素。女性较男性更易受到环境污染的危害,故要注意自我保护,避免放射线、高温、缺氧、甲醛、苯、铅、汞、药物等理化因素,有害病毒、细菌等生物因素的影响。

4. 孕前检查　准备怀孕的夫妇在妊娠前 3~6 个月应到医疗机构进行孕前检查,对身体健康状况及是否适宜妊娠做出初步评估。包括:①全身体格检查;②常规辅助检查:血常规、尿常规、血型、血糖或尿糖、肝功能、乙肝抗原及抗体、心电图、妇科超声检查等,必要时进行激素测定和精液检查;③专项检查:对可能影响生育的其他疾病应进行专项检查。

(二) 遗传咨询

遗传咨询(genetic counseling)是指从事医学遗传专业的人员或咨询医师与咨询者就其家庭中遗传病发生或再发生风险所面临的全部问题进行讨论。

1. 遗传咨询的重点对象是　①夫妇任一方或家族成员为某遗传病或先天畸形患者;②曾妊娠过或生育过遗传病患儿或先天畸形儿的夫妇;③不明原因的不孕、习惯性流产、早产、死胎、死产史的夫妇或家庭;④孕期有接触具有致畸物质或放射性物质接触史及病毒感染史的夫妇;⑤常规检查或常见遗传病筛查发现异常者;⑥先天性智力低下病人及其血缘亲属;⑦近亲婚配的夫妇;⑧35岁以上高龄孕妇。

2. 遗传咨询的种类包括 ①婚前咨询;②产前咨询;③一般性咨询;④行政咨询。

3. 咨询过程 明确诊断→预测子代再发风险→提供医学建议→随访→扩大的家庭遗传咨询。

提供的医学建议一般有4类:不能结婚、暂缓结婚、可以结婚,禁止生育、限制生育。

(三) 产前筛查

产前筛查(prenatal screen)是指采用经济、简便、无创或创伤小的检测方法,检出子代具有先天性缺陷或遗传性疾病高风险的孕妇。产前筛查不是确诊方法,产前筛查阳性结果代表患病的风险增加,需进一步进行产前诊断才能确诊疾病;筛查阴性结果提示风险未增加,并非正常。

1. 常见身体疾病筛查

(1) 唐氏综合征:妊娠早期可采用血清学和(或)超声检查。妊娠中期通常采用血清学筛查。唐氏综合征患者 AFP 降低、hCG 升高、E_3 降低,根据三者的变化,结合孕妇年龄、孕龄等情况,计算出唐氏综合征的风险度。

(2) 神经管畸形:血清学筛查在孕 14~22 周进行,可将血清的 AFP 可作为神经管畸形的筛查指标。99% 的神经管畸形可通过妊娠中期的超声检查获得诊断。

(3) 胎儿结构畸形:建议所有孕妇在妊娠 18~24 周期间,通过超声对胎儿的器官进行系统筛查。

(4) 先天性心脏病:建议孕妇在妊娠 18~24 周行胎儿先天性心脏病的超声筛查。

2. 心理疾病筛查

(1) 抑郁:孕期最常见的心理问题,指以心境低落为主的精神状态。主要筛查工具有:医院焦虑抑郁量表(hospital anxiety and depression scale,HAD)、爱丁堡产后抑郁量表(Edinburgh postnatal depression scale,EPDS)、抑郁自评量表(self-rating anxiety scale,SDS)等。

(2) 焦虑:是一种缺乏明显客观原因的内心不安状态。常用的筛查工具有:广泛性焦虑量表 -7(generalized anxiety disorder -7,GAD-7)、医院焦虑抑郁量表(hospital anxiety and depression scale,HAD)、汉密尔顿焦虑量表(Hamilton anxiety scale,HAMA)、焦虑自评量表(self-rating anxiety scale,SAS)等。

【自 测 试 题】

A1 型题

1. 女性适宜的受孕年龄是
   A. 25~29 岁　　　　　　　　B. 29~35 岁　　　　　　　　C. 25~35 岁
   D. 22~29 岁　　　　　　　　E. 22~35 岁

2. 适宜的受孕季节是
   A. 1 月、2 月、3 月　　　　　B. 4 月、5 月、6 月　　　　　C. 7 月、8 月、9 月
   D. 10 月、11 月、12 月　　　E. 12 月、1 月、2 月

3. 为了预防神经管畸形,建议孕妇服用
   A. 优质蛋白质　　　　　　　B. 维生素 D　　　　　　　　C. 叶酸
   D. 微量元素　　　　　　　　E. 钙

4. 下列哪项生活方式不适合孕妇
   A. 保证充足的睡眠,早睡晚起　　B. 少喝咖啡　　　　　　　C. 避免接触宠物
   D. 戒烟酒　　　　　　　　　E. 节制性生活

5. 下列哪类人不是遗传咨询的重点咨询对象

A. 35 岁以上的高龄孕妇

B. 准备生育的青年

C. 不明原因的不孕、习惯性流产、早产、死胎、死产史的夫妇

D. 孕期有接触放射性物质的夫妇

E. 近亲婚配的夫妇

6. 对男女双方家系中都患有相同的遗传性疾病,咨询医师应提供哪种医学建议

A. 可以结婚,禁止生育　　　　　B. 暂缓结婚　　　　　C. 限制生育

D. 不能结婚　　　　　E. 可以结婚,可以生育

7. 唐氏综合征孕妇血清学筛查结果是

A. AFP 降低、hCG 降低、E_3 降低　　　　　B. AFP 升高、hCG 升高、E_3 升高

C. AFP 降低、hCG 降低、E_3 升高　　　　　D. AFP 升高、hCG 降低、E_3 降低

E. AFP 降低、hCG 升高、E_3 降低

8. 系统胎儿超声检查一般在妊娠多少周

A. 16~20 周　　　　　B. 22~26 周　　　　　C. 18~24 周

D. 24~26 周　　　　　E. 26~28 周

9. 下列哪项通过胎儿心脏彩超不能筛查

A. 右心脏发育不良　　　　　B. 主动脉瓣狭窄　　　　　C. 肺动脉瓣狭窄

D. 左心室反流　　　　　E. 开放性脊柱裂

10. 筛查神经管畸形的特异性血清学指标是

A. AFP　　　　　B. PAPP-A　　　　　C. βhCG

D. E_3　　　　　E. hCG

A2 型题

11. 某女,35 岁,患有原发性癫痫,现准备结婚,男方要求婚前进行遗传咨询,咨询医师针对这种情况应该如何建议

A. 可以结婚,禁止生育　　　　　B. 暂缓结婚　　　　　C. 限制生育

D. 不能结婚　　　　　E. 可以结婚,可以生育

12. 某女,29 岁,现孕 23^{+5} 周,今日行胎儿心脏彩超,检查后 B 超医生告知怀疑胎儿心脏轻度血流异常,孕妇携报告咨询产科医生,咨询医生应该如何建议

A. 妊娠中期做羊水穿刺确诊　　　　　B. 妊娠晚期再次做胎儿心脏彩超确诊

C. 筛查孕妇血清,检查 AFP 是否异常　　　　　D. 不用在意,胎儿心脏会自动长好

E. 需要做基因筛查

A3/A4 型题

(13~15 题共用题干)

李女士,26 岁,在妊娠早期接触过较大剂量化学毒物,担心胎儿的健康,前来进行产前诊断。

13. 若怀疑胎儿为染色体病患儿,可采用的产前诊断方法是

A. 细胞遗传学检查　　　　　B. 生化检查　　　　　C. B 型超声检查

D. 基因诊断　　　　　E. 系谱分析

14. 对孕妇和胎儿无创伤的产前诊断方法是

A. 羊膜穿刺术　　　　　B. B 型超声　　　　　C. 脐带血穿刺术

D. 绒毛吸取术　　　　　E. X 线检查

15. 若张女士需用羊膜穿刺术取羊水进行产前诊断,最佳的取材时期是

A. 孕 7~9 周　　　　　B. 孕 8~9 周　　　　　C. 孕 7~20 周

D. 孕 16~20 周   E. 孕 16~38 周

案例分析

某女,30 岁,外企白领,结婚半年,计划妊娠,就诊咨询关于孕前检查的适宜,平素月经规律,G_0P_0,既往体健。该女士表示自己经常加班,饮食不太规律,经常吃各种快餐,由于工作忙碌,很难抽出时间锻炼,喜欢小动物,家中养有一只小狗。

1. 该女士到医院咨询,医生应建议其进行哪些检查?

2. 检查完成,报告无异常,医生应向该女士进行孕前指导包括哪些内容?

【参考答案】

1. A   2. C   3. C   4. A   5. B   6. D   7. E   8. C   9. E   10. A

11. A   12. B   13. A   14. B   15. D

案例分析

1. 医生建议其所作的检查包括:

(1) 全身体格检查:①一般情况:生命体征、营养、发育、精神状况等;②各系统检查:皮肤、黏膜、毛发、五官、循环、呼吸、消化、泌尿、骨骼、肌肉、四肢等;③女生殖系统:包括内、外生殖器官。

(2) 常规辅助检查:血常规、尿常规、血型、血糖或尿糖、肝功能、乙肝抗原及抗体、心电图、妇科超声检查等。

(3) 专项检查:TORCH 感染系列及柯萨奇病毒检查。

2. 孕前指导的内容包括:

(1) 心理准备:孕前夫妇应该在准备妊娠时要调适和改善自己的不良情绪,努力达到良好的心理状态。

(2) 身体准备:身体检查无异常的情况下,需要保持良好的身体状况,避免使用多种药物,选择对母婴危害小的药物。

(3) 其他准备:①选择适宜的受孕时机:一般应避免冬春交替时受孕;②合理营养:要注意营养均衡、粗细搭配、规律饮食,不偏食、不节食、不贪食;③保持适宜体重;④建立良好的生活方式:早睡早起,保证充足的睡眠,坚持适当运动;远离宠物狗,以免感染弓形虫,导致受孕后流产、胎儿畸形和胎儿生长受限。

(王 颖)

第四章
正常妊娠期管理

【重点、难点提示】

妊娠是胚胎（embryo）和胎儿（fetus）在母体内发育成长的过程。从卵子受精开始，到胎儿及其附属物从母体排出终止，约需 40 周（280 日）。可分为 3 个时期：①早期妊娠：妊娠 13 周末以前；②中期妊娠：第 14~27 周末；③晚期妊娠：第 28 周及以后。

一、妊娠生理

（一）受精及受精卵发育、输送与着床

受精指精子和卵子结合形成受精卵的过程。受精多位于输卵管壶腹部，一般发生在排卵后 12 小时内。

受精卵形成后，借助输卵管蠕动和纤毛推动，向宫腔方向移动，同时进行有丝分裂。约在受精后第 3 日，形成桑葚胚。受精后第 4 日，桑葚胚进入子宫腔，为早期囊胚。受精后 5~6 日，早期囊胚透明带消失，体积增大，继续分裂发育，形成晚期囊胚。

晚期囊胚侵入子宫内膜的过程称为受精卵着床。受精卵着床必须具备的条件有：①透明带消失；②囊胚细胞滋养细胞分化出合体滋养细胞；③囊胚和子宫内膜同步发育且功能协调；④孕妇体内有足够数量的黄体酮。着床包括定位、黏附和穿透 3 个阶段。

受精卵着床后的子宫内膜称为蜕膜，具有保护及营养胚胎的作用。根据其与囊胚的关系，可分为 3 个部分：底蜕膜、包蜕膜、真蜕膜。

（二）胎儿附属物的形成及其功能

胎儿附属物指胎儿以外的组织，包括胎盘、胎膜、脐带和羊水。

1. 胎盘　足月胎盘为圆形或椭圆形，直径约为 16~20cm，厚约 1~3cm，重约 450~650g。胎盘由羊膜、叶状绒毛膜和底蜕膜构成，分胎儿面和母体面。

胎盘的主要功能有：气体交换，营养物质供应，排出胎儿代谢产物，防御功能，合成功能等。

2. 胎膜　胎膜由绒毛膜和羊膜组成。主要功能有：构成羊膜腔，保持羊水不外流，并保护胎儿；参与羊水交换，协助保持羊水平衡；合成内皮素 -1 和甲状腺素相关蛋白，调节血管张力；参与前列腺素合成，在分娩发动上起一定作用。

3. 脐带　足月胎儿的脐带长约 30~70cm，直径 0.8~2.0cm，内有 1 条脐静脉和 2 条脐动脉，表面由羊膜覆盖。胎儿通过脐带血液循环与母体进行营养和代谢物的交换。脐带血管受压，血流受阻时，引起胎儿缺氧，可致胎儿窘迫，甚至危及胎儿生命。

4. 羊水　早期妊娠时羊水为无色透明液体，足月妊娠时羊水略混浊，不透明；呈中性或弱碱性，pH 约为 7.20；比重为 1.007~1.025；除水分外，羊水中含有无机盐及有机物，胎儿脱落上皮细胞、毳毛、胎脂、激素和酶等。羊水量随妊娠周数增加而增加，至 36~38 周达高峰，约为 1000~1500ml，而后减少，足月时约为 800ml。

羊水的功能:有利于胎儿自由活动,防止胎体粘连引起的畸形;有利于维持胎儿体液平衡;保持羊膜腔内恒温;平衡子宫内外压力,防止胎儿受直接损伤;临产后,羊水可使宫缩压力均匀分布,避免胎儿直接受压引起胎儿窘迫。对母体而言,羊水可减轻胎动给母体带来的不适感;临产后帮助扩张子宫颈口及阴道;破膜后冲洗阴道减少感染的发生。

(三) 胚胎、胎儿发育及生理特点

1. 妊娠前 8 周的胚体称为胚胎(embryo),胚胎期是主要器官分化发育的时期;自妊娠第 9 周起至出生称为胎儿(fetus),为各组织器官进一步发育成熟的时期。

2. 胎头 颅骨颅缝交界空隙较大处称囟门,胎头前部菱形者为前囟(又称大囟门),胎头后部三角形者为后囟(又称小囟门)。胎头主要有 4 条径线:①从鼻根至枕骨隆突间的距离为枕额径,胎头常以此径衔接;②前囟中点至枕骨隆突下方的距离为枕下前囟径,分娩过程中胎头俯屈后以此径线通过产道;③枕颏径为颏骨下方中央至后囟顶部间的距离;④两顶骨隆突间的距离为双顶径,临床上多通过 B 超测量此径线,以估计胎儿大小。

二、妊娠期母体变化

(一) 妊娠期母体的生理变化

1. 生殖系统

(1) 子宫:变化最明显。

宫体逐渐增大变软。子宫大小从非孕时(7~8)cm × (4~5)cm × (2~3)cm,足月时可增至 35cm × 25cm × 22cm;子宫重量从非孕时的 50g 可增至妊娠足月的约 1000g,增大约 20 倍;宫腔容量由非孕时的 5ml 增至妊娠足月约 5000ml,改变近 1000 倍。子宫形态由非孕时倒置的梨形变为球形或椭圆形。妊娠早期增大的子宫形态不规则,受精卵着床部位的子宫壁明显突出。妊娠晚期子宫呈不同程度右旋,与乙状结肠在盆腔左侧占据有关。子宫增大主要是肌细胞的肥大。自妊娠 12~14 周起,子宫出现不规则无痛性收缩。

子宫峡部逐渐变软、伸展并拉长变薄,扩展成为宫腔的一部分,临产后可伸展至 7~10cm,成为产道的一部分,称子宫下段。

宫颈黏膜充血,组织水肿,外观肥大,宫颈腺体增生,宫颈管组织外翻呈假性糜烂。宫颈黏液增多,形成黏稠的黏液栓,可阻止细菌入侵。

(2) 卵巢:停止排卵,妊娠黄体产生雌孕激素以维持妊娠继续。

(3) 阴道:黏膜充血水肿着色,阴道皱襞增加,伸展性加大。阴道分泌物增多,pH 降低,不利于一般致病菌生长,但易受白色念珠菌感染。

2. 乳房 受雌孕激素等激素的影响,乳腺腺泡和腺管发育增生,脂肪沉积增多,乳房增大,孕妇自觉乳房发胀或偶有刺痛。乳头、乳晕增大,颜色加深,乳晕外围有蒙氏结节。

3. 循环系统

(1) 心脏:妊娠后期因子宫增大膈肌升高,心脏向左、向上、向前移位,更贴近胸壁。

(2) 心排出量:心排出量自妊娠 8~10 周逐渐增加,妊娠 32~34 周达高峰,心脏每搏输出量平均约为 80ml,是妊娠期循环系统最重要的改变。

(3) 静脉压:增大子宫压迫下腔静脉使血液回流受阻,加之血容量的增加,孕妇股静脉压多升高。孕妇可出现下肢酸胀、水肿,下肢、外阴静脉曲张和痔。孕妇长时间处于仰卧位时,由于下腔静脉受压,回心血量减少,心排出量随之减少,迷走神经兴奋,出现血压下降、轻微头痛、头晕和心悸等现象,称仰卧位低血压综合征。

4. 血液系统

(1) 血容量:孕妇血容量自妊娠 6~8 周开始增加,妊娠 32~34 周达高峰,约增加 45%,平均约 1500ml,其中血浆增加约 1000ml,红细胞增加约 500ml,血浆增加多于红细胞增加,出现血液稀释,称

为生理性贫血。

(2) 血液成分:由于血液稀释,妊娠期红细胞、血红蛋白值和血细胞比容均较非妊娠期妇女低。妊娠期白细胞轻度增加,主要为中性粒细胞增多。妊娠期血液处于高凝状态,凝血因子 II、V、VII、VIII、IX、X 均增加。血沉加快。

5. 泌尿系统　妊娠期肾血浆流量增加,肾小球滤过率增加,排尿量增加,加之体位影响,孕妇仰卧位尿量增加,夜尿量多于日尿量。肾小球对葡萄糖的滤过能力增高,可有妊娠生理性糖尿,需注意与真性糖尿病的区别。

受升高的雌、孕激素影响,输尿管增粗、变长、弯曲,平滑肌张力降低,蠕动减弱,尿流缓慢,肾盂及输尿管轻度扩张,加之右旋增大子宫压迫,孕妇易患肾盂肾炎。妊娠早期子宫增大压迫膀胱,妊娠末期胎头入盆后膀胱又受压,孕妇易出现尿频。

(二) 妊娠期母体及家庭成员的心理、社会调适

1. 妊娠期妇女的心理发展

(1) 接受妊娠。

(2) 母亲角色认同。

(3) 母子情感依附关系的建立。

(4) 分娩前准备。

(5) 人际关系调整。

2. 准父亲及其他家庭成员的心理社会调适　妊娠是整个家庭的事件,对准父亲而言,也会经历不同的心理变化,如果妊娠是夫妇双方所共同期望或计划的,准父亲会表现出异常的兴奋或感到震惊。无论妊娠是否在期望中,准父亲均会有压力感。

对孕妇的长辈而言,无论是否为计划妊娠,大多数都会注意孕妇的身体及心理改变,创造有利于妊娠和胎儿生长的环境。

对于家里的孩子来说,迎接即将到来的弟弟妹妹也是一种适应。被新出生的孩子"代替",他们可能会感到失落、产生嫉妒。孩子的年龄、父母的态度、父亲的角色等都会影响孩子的感受,母亲和其他家庭成员必须重视,帮助孩子适应新的家庭角色和关系。

三、妊娠诊断

(一) 早期妊娠诊断

1. 症状与体征

(1) 停经:是妊娠最早最重要的症状。

(2) 早孕反应:有 60% 的妇女约在妊娠 42 日左右可出现畏寒、头晕、乏力、嗜睡、食欲缺乏、喜食酸物或厌恶油腻、恶心、晨起呕吐等症状,称为早孕反应,多于妊娠 12 周左右自行消失。

(3) 尿频:增大子宫压迫膀胱所致。

此外,乳房、生殖器官等会出现妊娠相关变化。

2. 辅助检查

(1) 妊娠试验:受精卵着床后滋养细胞可产生 hCG 并经孕妇尿液排出。可检测孕妇血清或尿液中的 hCG,为协助诊断妊娠的常用方法。

(2) 超声检查:B 超检查是目前临床确定早孕最快速、最准确的方法。可确定早期妊娠、活胎,预测胎龄,还可确定妊娠是否在子宫内,排除异位妊娠及滋养细胞疾病,是否活胎,还可确定胚胎数量,可排除无脑儿等严重畸形,测量 NT 等可协助胎儿染色体疾病的筛查。

(二) 中晚期妊娠诊断

1. 症状及体征

(1) 子宫增大:随着妊娠周数的增加,孕妇子宫逐渐增大,宫底逐渐升高,手测宫底高度或尺测耻上子宫长度可初步估计胎儿大小及孕周。

（2）胎动：孕妇多于妊娠 18~20 周开始自觉胎动。妊娠周数越多，胎动越活跃，但至妊娠末期胎动逐渐减少。

（3）胎心音：用 Doppler 胎心听诊仪，于妊娠 12 周即可听到胎心音。正常值为 110~160 次 / 分。

（4）胎体：于妊娠 20 周以后，经腹壁可触到子宫内的胎体，胎头圆而硬，有浮球感；胎背宽而平坦饱满；胎臀软而宽，形状多不规则。

2. 辅助检查　超声检查：B 超检查可以显示胎产式、胎先露及胎方位、胎心及胎盘情况，测量胎儿大小、羊水量，观察胎儿有无明显体表畸形等。

（三）胎姿势、胎产式、胎先露、胎方位

1. 胎姿势　胎儿在子宫内的姿势为胎姿势，正常为胎头俯屈，颏部贴近胸壁，脊柱略前弯，四肢交叉屈曲位于胸腹前，整个胎体成为头端小、臀端大的椭圆形。此姿势使胎儿体积明显缩小。

2. 胎产式　指胎儿身体纵轴与母亲身体纵轴的关系。包括纵产式、横产式、斜产式等。纵产式最常见。

3. 胎先露　指胎儿最先进入母体骨盆入口的部分。纵产式有头先露及臀先露，横产式为肩先露。头先露最常见。

4. 胎方位　指胎儿先露部指示点与母体骨盆的关系（简称胎位）。枕先露以枕骨、面先露以颏骨、臀先露以骶骨、肩先露以肩胛骨为指示点。根据指示点与母体骨盆左、右、前、后、横的关系而有不同的胎位。

四、妊娠期营养

体重异常对母儿均有危害，因此应重视孕前和孕期的体重管理。

妊娠期影响可依据中国营养学会发布的《中国孕期、哺乳期妇女和 0~6 岁儿童膳食指南》及《中国居民膳食指南》对不同妊娠阶段膳食营养原则的推荐建议。

孕期体重管理的基本方法为，依据孕前体重指数，在专科医生或专科护士指导下，保持适宜的孕期体重增加。可参考美国医学研究院 2009 年推荐的孕期增重范围，保持合理孕前体重和孕期合理体重增长。

五、妊娠期健康教育

1. 异常症状的识别　妊娠期常见的异常症状有：①腹部疼痛或阴道流血、流液；②剧烈呕吐、不能进食或妊娠 12 周后仍持续呕吐；③寒战、发热、泌尿生殖器官及身体其他系统感染迹象；④持续存在头痛、眼花、胸闷，少尿，上腹不适，心悸、气短，重度水肿或水肿晨起不缓解甚至加重；⑤胎动计数突然减少等。如出现上述异常情况，应及时就诊。

2. 孕期自我监护　胎动计数是孕妇自我监护胎儿宫内安危的一种重要手段。一般主张妊娠晚期开始计数胎动，可计数 1 小时，胎动应≥3 次，若 1 小时不足 3 次，可再数 1 小时，2 小时胎动应≥6 次。也可每日早晨、中午、晚上各数 1 小时胎动，把 3 次胎动数相加，再乘以 4，就是 12 小时的胎动数，12 小时胎动在 30 次以上表明胎儿情况良好。1 小时胎动不足 3 次，2 小时胎动不足 6 次，12 小时胎动不足 10 次或减少 50%，说明胎儿有缺氧可能，应及时就诊。有条件的孕妇也可学习自我监测胎心，发现异常及时就诊。

3. 性生活指导　建议妊娠期前 3 个月及近预产期的后 3 个月，应避免性生活，以防流产、早产及感染。

4. 先兆临产的识别　常见表现有：假临产，胎儿下降感，见红。

六、妊娠期妇女的护理

产前检查的时间应从确诊早孕开始，分别于妊娠 6~13^{+6} 周，14~19^{+6} 周，20~23^{+6} 周，30~31^{+6} 周，33~36^{+6} 周，37~41 周进行，共约 7~11 次。凡属高危孕妇，应酌情增加产前检查次数。

(一)护理评估

1. 健康史

(1) 一般健康史:评估孕妇年龄、职业、既往史及手术史、家族史、月经史、性生活史、丈夫健康状况及与妊娠有关的日常生活史等。

(2) 产科健康史:评估孕妇过去孕产史,还需评估此次妊娠情况。

(3) 预产期推算:根据末次月经推算预产期,根据末次月经(last menstrual period,LMP)推算预产期,方法为:从阳历末次月经第 1 日算起,月份减 3 或加 9,日数加 7。若为阴历,可换算为阳历再推算。实际分娩日期与推算的预产期,可能相差 1~2 周。若孕妇记不清末次月经日期或于哺乳期无月经来潮而受孕者,可根据早孕反应出现时间、自觉胎动开始时间、手测子宫底高度或尺测耻上子宫高度、hCG 值、B 超测量胎体之头臀长、双顶径等方法进行估计。

2. 身体状况

(1) 症状与体征。

(2) 全身检查:注意孕妇发育、身高、营养、体重、步态等;了解心肺功能,乳房发育情况,血压及体重增加情况。

(3) 产科检查:腹部检查:孕妇排尿后仰卧于检查床上,头部稍垫高,露出腹部,双腿略屈曲稍分开,使腹肌放松,检查者站在孕妇右侧进行检查。

1) 视诊

2) 触诊:手测宫底高度,用软尺测耻上子宫高度及腹围值。然后用四步触诊法检查子宫大小、胎产式、胎先露、胎方位以及胎先露部是否衔接。进行前三步手法时,检查者面向孕妇;进行第四步手法时,检查者则应面向孕妇足端。

第一步手法:检查者两手置子宫底部,了解子宫外形,并触摸宫底高度,估计胎儿大小与妊娠周数是否相符。然后,以两手指腹相对轻推,判断宫底部的胎儿部分,若为胎头则硬而圆,且有浮球感;若为胎臀则软而宽,且略不规则。若在宫底部未触及大的部分,则考虑可能为横产式。

第二步手法:检查者双手分别置于孕妇腹部左右侧,两手交替,仔细分辨胎背及胎儿四肢部分。平坦且饱满者为胎背,可变形的高低不平部分是胎儿肢体。

第三步手法:检查者右手拇指与其余 4 指分开,置于孕妇耻骨联合上方,握住胎先露部,进一步查清是胎头或胎臀,并左右推动以确定是否衔接。若胎先露部仍浮动,表示尚未衔接;若胎先露部不能被推动,则多已衔接。

第四步手法:检查者面向孕妇足端,左右手分别置于胎先露部两侧,向骨盆入口方向往下深按,再次核对胎先露部及衔接情况。

3) 听诊:妊娠 24 周前,胎心音多在脐下正中或稍偏左、右能听到;妊娠 24 周后,胎心在靠近胎背上方的腹壁听得最清楚。枕先露时,胎心在脐下左(右)方;臀先露时,胎心在脐上左(右)方;肩先露时,胎心在靠近脐部下方听得最清楚(图 4-13)。应注意将胎心音与子宫杂音、腹主动脉音、脐带杂音鉴别。

产道检查:包括骨产道检查(骨盆测量)与软产道检查。

骨盆测量:主要方法有骨盆外测量和骨盆内测量两种。

骨盆外测量:髂棘间径:测量两髂前上棘外缘的距离,正常值为 23~26cm;髂嵴间径:测量两髂嵴外缘最宽的距离,正常 25~28cm;以上两径线可间接推测骨盆入口横径长度;骶耻外径:第 5 腰椎棘突下(相当于米氏菱形窝上角)至耻骨联合上缘中点的距离,正常值为 18~20cm。此径线是骨盆外测量中最重要的径线,可间接推测骨盆入口前后径长度;坐骨结节间径:测量两坐骨结节内侧缘间的距离,正常值为 8.5~9.5cm。也可用检查者的拳头测量,若其间能容纳成人拳头,则一般属正常。此径线直接代表骨盆出口横径长度;出口后矢状径:为坐骨结节间径中点至骶骨尖端的长度,正常值为 8~9cm。出口后矢状径值与坐骨结节间径值之和 >15cm 时,表明骨盆出口狭窄不明显;耻骨弓角度:正常值为

90°，小于 80° 为不正常。此角度间接反映骨盆出口横径的长度。

骨盆内测量：对角径：为耻骨联合下缘至骶岬上缘中点的距离，正常值为 12.5~13cm。对角径值减去 1.5~2cm 即为骨盆入口前后径长度，又称真结合径，正常值约为 11cm；坐骨棘间径：测量两坐骨棘间的距离，正常值约为 10cm。此径线代表中骨盆横径；坐骨切迹宽度：即骶棘韧带宽度，为坐骨棘与骶骨下部间的距离，代表中骨盆后矢状径，若能容纳 3 横指（约 5.5~6cm）为正常，否则属中骨盆狭窄。

软产道检查：软产道是由子宫下段、宫颈、阴道以及骨盆底软组织组成的弯曲管道。软产道检查主要了解有无先天畸形，囊肿，赘生物等可能影响妊娠和分娩的因素。

（4）辅助检查：评估孕妇血常规、尿常规、肝功能、肾功能、唐氏筛查、糖筛查试验、病毒性肝炎抗原抗体检测以及有合并症时进行的相应检查，如心电图、血清电解质等情况；此外还需注意胎心电子监护、B 超检查、羊水检测、胎儿遗传学检查等结果，以全面了解孕妇、胎儿以及胎盘、羊水的情况。

（5）绘制妊娠图

3. 心理 - 社会状况　评估不同妊娠时期孕妇及家属的心理状况，注意有无焦虑、抑郁等。建议将作为常规产前检查的项目之一，在孕早期产科建卡时进行孕妇心理筛查。

（二）护理诊断及医护合作性问题

知识缺乏；体液过多；舒适的改变；有受伤的危险；焦虑。

（三）计划与实施

处理原则：定期产前检查，明确孕妇和胎儿的健康状况，及早发现并治疗妊娠合并症和并发症，及时纠正和处理胎位异常及胎儿发育异常。

护理措施

1. 一般护理　告知孕妇产前检查的意义和重要性，根据具体情况预约下次产前检查的时间及内容。指导孕妇适当休息和睡眠，进行适量运动，但应注意避免剧烈运动，注意个人卫生，保持清洁、舒适。

2. 心理护理

3. 用药护理　区分药物等级，把握用药原则，掌握用药时机。妊娠期前 3 个月不宜用 C、D、X 级药物。

4. 症状护理　包括如下常见症状的护理：恶心、呕吐，尿频、尿急、夜尿增多，白带增多，水肿及下肢、外阴和直肠静脉曲张，仰卧位低血压综合征，便秘，腰背痛，下肢痉挛，失眠，贫血。

【自 测 试 题】

A1 型题

1. 早期妊娠是指妊娠

    A. 6 周末前　　　　　　　　B. 10 周末前　　　　　　　　C. 12 周末前

    D. 16 周末前　　　　　　　　E. 28 周末前

2. 下列关于受精的说法**错误**的是

    A. 受精是精子卵子结合的过程　　　　　　B. 受精多于子宫内完成

    C. 受精过程一般需 24 小时　　　　　　　D. 精子需先获能方具有受精能力

    E. 受精一般发生在排卵后 12 小时内

3. 受精卵着床须具备的条件**不包括**

    A. 透明带消失　　　　　　　　　　　　　B. 囊胚细胞滋养细胞分化出合体滋养细胞

    C. 囊胚和子宫内膜同步发育且功能协调　　D. 孕妇体内有足够数量的黄体酮

    E. 孕妇子宫内膜呈现增生期变化

4. 作为携带母儿血液的通道,协助完成母儿物质交换功能的胎儿附属物是

    A. 胎盘   B. 胎膜   C. 脐带

    D. 羊水   E. 蜕膜

5. 下列**不属于**胎盘功能的是

    A. 气体交换   B. 营养物质供应

    C. 排出胎儿代谢产物   D. 合成激素、酶和细胞因子

    E. 缓冲外界压力对胎儿伤害

6. 下列关于羊水的描述正确的是

    A. 正常羊水为淡黄色

    B. 正常羊水呈酸性

    C. 除水分外,羊水中还混有胎儿脱落上皮细胞、毳毛、胎粪等

    D. 羊水过多或羊水过少均需引起警惕

    E. 羊水量随妊娠周数增加而增加,至 32~34 周达高峰

7. 脐带中的动脉数为

    A. 1 根   B. 2 根   C. 3 根

    D. 4 根   E. 0 根

8. 妊娠几周末前的胚体一般被称为胚胎

    A. 4 周   B. 6 周   C. 8 周

    D. 9 周   E. 12 周

9. 临床上多通过 B 超测量,以估计胎儿大小的胎头径线是

    A. 双顶径   B. 枕额径   C. 枕下前囟径

    D. 枕颏径   E. 枕下颏径

10. 下列关于胎盘的描述**错误**的是

    A. 胎盘由羊膜、叶状绒毛膜和底蜕膜构成

    B. 胎盘分胎儿面和母体面

    C. 足月胎盘为圆形或椭圆形

    D. 胎盘母体面与脐带相连

    E. 足月胎盘直径一般约为 16~20cm,厚约 1~3cm

11. 正常妊娠 hCG 分泌达高峰的时间是

    A. 妊娠 4~6 周   B. 妊娠 6~7 周   C. 妊娠 8~10 周

    D. 妊娠 12~16 周   E. 妊娠 18~20 周

12. 正常足月妊娠时,羊水量约为

    A. 300ml 左右   B. 400~600ml   C. 800~1000ml

    D. 1000~1500ml   E. 2000ml

13. 关于妊娠期子宫的变化,下列叙述正确的是

    A. 子宫重量从非孕时的 50g 可增至妊娠足月的约 500g

    B. 子宫增大主要是肌细胞数量增多

    C. 宫颈管会有炎性糜烂表现

    D. 子宫峡部逐渐伸展拉长变薄,临产后可伸展至 7~10cm,称子宫下段

    E. 增大子宫多呈左旋状态

14. 妊娠期循环系统最重要的改变是

    A. 心脏向左、向上、向前移位   B. 心排出量增加   C. 血压升高

D. 血细胞增多   E. 血容量增加

15. 胎心率正常值为
    A. 60~80 次 / 分
    B. 80~100 次 / 分
    C. 100~110 次 / 分
    D. 110~160 次 / 分
    E. 160~180 次 / 分

16. 孕妇开始自觉胎动的时间一般为
    A. 妊娠 8~10 周
    B. 妊娠 10~12 周
    C. 妊娠 12~16 周
    D. 妊娠 18~20 周
    E. 妊娠 24~28 周

17. 胎儿身体纵轴与母亲身体纵轴的关系称为
    A. 胎产式
    B. 胎姿势
    C. 胎先露
    D. 胎方位
    E. 胎位

18. 胎先露是指
    A. 胎儿身体纵轴和母亲身体纵轴之间的关系
    B. 最先进入骨盆入口的胎儿部分
    C. 胎头俯屈,颏部接近胸壁,脊柱略弯曲,四肢交叉屈曲位于胸前
    D. 胎儿先露部与母体纵轴的关系
    E. 胎位先露部指示点与母体骨盆关系

19. 坐骨棘间径正常值一般为
    A. 8cm
    B. 8.5~9cm
    C. 10cm
    D. 11~12.5cm
    E. 18~20cm

20. 对角径一般用来估计骨盆哪条径线
    A. 骨盆入口前后径
    B. 骨盆入口横径
    C. 中骨盆横径
    D. 骨盆出口横径
    E. 骨盆出口后矢状径

21. 下列关于产前检查的描述,**错误**的是
    A. 产前检查一般从确定早孕开始
    B. 妊娠 28 周前每 4 周检查一次
    C. 妊娠 28 周后每 2 周检查一次
    D. 妊娠 36 周后每周检查一次
    E. 妊娠 37 周后每日检查一次

22. 预示分娩即将开始的比较可靠征象是
    A. 不规律宫缩
    B. 尿频
    C. 孕妇感觉呼吸畅快
    D. 见红
    E. 孕妇进食增加

23. 早期妊娠最早最重要的症状是
    A. 停经
    B. 早孕反应
    C. 尿频
    D. 乳房胀痛
    E. 头晕乏力

24. 早孕反应出现和消失的时间一般为
    A. 4 周左右出现,8 周左右消失
    B. 4 周左右出现,10 周左右消失
    C. 6 周左右出现,10 周左右消失
    D. 6 周左右出现,12 周左右消失
    E. 12 周左右出现,28 周左右消失

25. 关于妊娠期四步触诊法,下列描述**错误**的是
    A. 第一步至第三步均面向孕妇
    B. 第一步目的是摸清宫底并探及宫底胎儿部分
    C. 第二步主要区分胎儿四肢和胎背
    D. 第三步确认胎先露及其先露衔接情况
    E. 第四步背对孕妇,主要判断子宫下段长度

26. 某孕妇,30 岁,孕 28 周。产检时主诉偶尔会有肚子局部发紧的感觉,位置不固定,无疼痛,不规律,该孕妇这种表现属于

    A. 临产征象   B. 先兆临产征象   C. 早产征象

    D. 妊娠期生理现象   E. 胎盘早剥征象

27. 某孕妇,33 岁,孕 32 周。主诉外阴瘙痒,分泌物呈块状,妇检:外阴阴道潮红,有白色块状分泌物附着,取分泌物镜检,可见菌丝,确诊为假丝酵母菌性阴道炎,下列说法正确的是

    A. 主要与不洁性生活有关   B. 主要经接触不干净衣物感染

    C. 与妊娠期阴道酸性环境改变有关   D. 可口服伊曲康唑治疗

    E. 可用碳酸氢钠溶液冲洗阴道

28. 某孕妇,32 岁,孕 30 周。出现下肢水肿,局限于小腿,凹陷性;孕妇血压 110/70mmHg,无心脏病、高血压史,妊娠 28 周糖筛结果正常;该孕妇水肿最可能的原因是

    A. 心排出量增加

    B. 血细胞增加

    C. 血液高凝状态

    D. 增大的子宫压迫下腔静脉使下肢血液回流受阻

    E. 迷走神经兴奋

29. 某孕妇,28 岁,孕 12 周,自述尿频 2 周,无尿痛,无排尿困难,尿常规白细胞(-),关于该孕妇下列说法正确的是

    A. 尿频与增大子宫压迫膀胱有关   B. 尿频与血容量增加有关

    C. 该孕妇很可能患有膀胱炎   D. 该孕妇很可能患者肾盂肾炎

    E. 需要立即进行抗感染治疗

30. 某孕妇,30 岁,产检触诊宫底位于脐耻之间,估计该孕妇大约为妊娠多少周

    A. 妊娠 12 周   B. 妊娠 16 周   C. 妊娠 20 周

    D. 妊娠 24 周   E. 妊娠 28 周

31. 某孕妇,27 岁,妊娠 28 周,护士为其进行胎动计数的健康宣教,告知其正常情况下每小时胎动一般为

    A. 0~1 次   B. 1~2 次   C. 3~5 次

    D. 20~30 次   E. 30 次以上

32. 某孕妇,29 岁,妊娠 36 周,B 超探及胎儿头位,枕骨位于母体骨盆左前方,颏骨位于骨盆右后方,该胎儿的胎位正确表示是

    A. ROA   B. RMP   C. LOA

    D. LOP   E. RMA

33. 某妇女,30 岁,G_0P_0,计划妊娠,否认神经管畸形、智力低下等家族史;询问叶酸是否需要补充及补充的方法,下列**错误**的是

    A. 叶酸缺乏与胎儿神经管畸形相关

    B. 最佳补充时间为妊娠中晚期

    C. 建议每日补充叶酸 400μg

    D. 叶酸补充剂是较好的叶酸来源

    E. 可以选择富含叶酸的食物,如动物肝脏、豆类、蛋类、绿叶蔬菜等

34. 某孕妇,32 岁,孕 12 周,来医院行 B 超检查,本次 B 超中有一项数值的大小与 21 三体综合征等染色体异常有关,它是

A. 胎心率   B. 头臀长   C. 胎儿颈后透明层厚度

D. 胎头双顶径   E. 胎儿双侧脑室宽度

35. 某孕妇,30岁,妊娠34周,医生为其进行骨盆测量,其中坐骨结节间径代表的是

A. 骨盆入口横径   B. 骨盆入口前后径   C. 中骨盆横径

D. 骨盆出口横径   E. 骨盆出口前后径

36. 某孕妇,34岁,妊娠28周,已经增重10kg,下列指导孕妇控制体重的方法中,**错误**的是

A. 注意食物总热量的控制   B. 调整饮食结构,适当增加蔬菜比例

C. 减少高热量食物,如甜食、油炸食品等 D. 适当运动

E. 不吃主食,代之以蔬菜和高蛋白食物

37. 某孕妇,28岁,妊娠28周,主诉自怀孕以来总是便秘,下列缓解便秘的措施中不妥的是

A. 可常规使用开塞露缓解症状   B. 进食富含纤维素的蔬菜水果

C. 养成定时排便的习惯   D. 适当运动有利于排便

E. 指导孕妇多饮水

38. 许多孕妇妊娠期会有白带增多的现象,针对这一问题的护理措施正确的是

A. 指导孕妇多使用护垫   B. 告知其这是阴道炎的表现

C. 可进行阴道灌洗以减轻症状   D. 应勤换内裤,保持清洁

E. 应根据分泌物性状局部给药

39. 关于妊娠期用药是许多孕妇关心和担心的问题,有关该问题的描述,下列错误的是

A. 妊娠期用药,应考虑药物的作用、剂量、给药时间、是否通过胎盘屏障等,权衡利弊,做到合理用药

B. 相比妊娠早期,妊娠晚期的不合理用药更可能导致胎儿发育畸形

C. 妊娠期前3个月最好不用C、D、X级药物

D. 维生素A、B、C、D、E属于A级药物,对孕妇胎儿比较安全

E. 具有祛瘀、滑利、破血、散气、耗气等功效的中药,妊娠期应禁用或慎用

40. 某孕妇,31岁,孕39周,护士为其听诊胎心时发现胎心180次/分,此时除吸氧外,可嘱咐产妇采取何种体位以改善胎儿氧合状态

A. 平卧位   B. 左侧卧位   C. 右侧卧位

D. 俯卧位   E. 膀胱截石位

A3/A4型题

(41~44题共用题干)

某女,26岁,已婚半年,未避孕,因"停经50天,自觉疲乏无力10余天"就诊。平素月经规律,月经周期为30天,量中、色红,痛经(–),LMP:2016.3.10。

41. 为确定是否妊娠,目前应首选的检查是

A. 测量基础体温   B. 检测血孕激素水平   C. 检测血LH水平

D. 尿妊娠试验   E. 宫颈黏液检查

42. 为确定胚胎是否在宫内以及胚胎发育情况,最直观的方法是

A. 检测血雌激素水平   B. 检测血孕激素水平   C. 检测血hCG水平

D. 尿妊娠试验   E. B超检查

43. 如果已经确定宫内妊娠活胎,那么该孕妇的预产期大约是

A. 2016.10.17   B. 2016.11.27   C. 2016.12.17

D. 2016.12.25   E. 2017.1.17

44. 若采用B超检查结果核对孕周,孕早期主要依据的是

  A. 头臀长   B. 胎心率   C. 妊娠囊大小

  D. 卵黄囊大小   E. 双顶径

(45~46题共用题干)

  某孕妇,28岁,孕34周。产检腹部触诊于宫底可触及较软而宽的胎体,孕妇左腹部可触及平坦而饱满的胎体,右腹部可触及高低不平的胎体,耻骨联合上方可触及圆而硬的胎体

45. 请问目前胎儿在子宫内的方位是

  A. 胎背在左,臀先露   B. 胎背在右,臀先露   C. 四肢在左,头先露

  D. 四肢在右,头先露   E. 胎背在左,肩先露

46. 听诊胎心时,探头应置于

  A. 脐上左侧   B. 脐上右侧   C. 脐下左侧

  D. 脐下右侧   E. 脐耻线上

病例分析

  1. 某孕妇,28岁,孕8周。自诉近来食欲不佳、间断有恶心,疲乏无力;否认高血压、糖尿病、心脏病等病史。该孕妇想了解一些能减轻消化道反应的措施,以及孕期在营养方面有何注意事项。

  (1) 请为其提供一些减轻早孕消化道反应的措施。

  (2) 请为其制定一份孕期营养健康宣教计划。

  2. 某女,33岁,因"停经40天,自测尿hCG(+)"就诊。平素月经规律,月经周期为28天,量中、色红,痛经(−),LMP:2016.5.1。该妇女表示既兴奋又紧张,想知道何时来产检,妊娠期出现哪些不适应及时就诊等。

  (1) 请告知其妊娠期产检的时间。

  (2) 请告知该孕妇孕期常见生理症状和异常症状有哪些?

【参考答案】

1. C   2. B   3. E   4. C   5. E   6. D   7. B   8. C   9. A   10. D

11. C   12. C   13. D   14. B   15. D   16. D   17. A   18. B   19. C   20. A

21. E   22. D   23. A   24. D   25. E   26. D   27. C   28. D   29. A   30. B

31. C   32. C   33. B   34. C   35. D   36. E   37. A   38. D   39. B   40. B

41. D   42. E   43. C   44. A   45. D   46. C

案例分析

  1. (1) 恶心呕吐是常见的早孕期消化道反应,为减轻此类反应,护士可指导孕妇避免空腹,清晨起床后可吃些饼干(推荐苏打饼干)或面包干,平时注意少量多餐,饮食清淡,根据孕妇喜好调整饮食口味;给予孕妇精神支持和鼓励,减少心理担忧,以免加重反应。

  (2) 孕期饮食可参考中国营养学会建议,不同妊娠时期遵循相应的原则。妊娠早期饮食应清淡、适口,根据孕妇喜好,选择新鲜蔬菜、水果、鱼类、禽类、蛋类、豆制品和谷类等食品,清淡饮食既易于消化,又能减轻恶心、呕吐等早孕反应;少量多餐;摄入足量富含碳水化合物的食物;进食富含叶酸食物;戒烟、禁酒,远离吸烟环境。妊娠中、晚期可适当增加鱼、禽、蛋、瘦肉、海产品摄入;适当增加奶类摄入;摄入含铁丰富的食物;适量运动,保持合理体重增长;戒烟酒,避免刺激性食物。

  另外,需特别重视孕期体重的管理,妊娠期适宜的体重增长是母婴健康的重要基础。孕前BMI高低不同,孕期体重增加也应不同,孕前体重超重或肥胖者,孕期的体重增加应少一些,孕前体重不足者孕期的体重增加可多一些。可参考美国医学研究院(Institute of Medicine,IOM)推荐的增重范围和速率,均衡膳食、合理营养,同时配合适当的有氧运动,使孕期体重合理增长。此外,需进行自我体重

监测,了解体重增长状况,发现不适宜的体重增长,应及时就医诊治。

2.(1)产前检查的时间应从确诊早孕时开始,确定母婴健康状况,核对孕周,还需制定产前检查计划。根据中华医学会《孕前和孕期保健指南》的推荐,产检检查应分别于妊娠 $6\sim13^{+6}$ 周,$14\sim19^{+6}$ 周,$20\sim23^{+6}$ 周,$24\sim27^{+6}$ 周,$30\sim31^{+6}$ 周,$33\sim36^{+6}$ 周,$37\sim41$ 周进行,共约 $7\sim11$ 次。凡属高危孕妇,应酌情增加产前检查次数。

(2)妊娠后,在胎盘产生激素的参与和神经内分泌的影响下,孕妇身体、常常会发生一些适应性的变化,表现出相应的不同于妊娠期的不适,常见生理症状包括:恶心、呕吐,尿频、尿急、夜尿增多,白带增多,水肿及下肢、外阴和直肠静脉曲张,仰卧位低血压综合征,便秘,腰背痛,下肢痉挛,失眠等。但是,当孕妇出现下列症状时,往往可能是异常症状,需及时就诊,常见异常症状有:①腹部疼痛或阴道流血、流液;②剧烈呕吐、不能进食或妊娠 12 周后仍持续呕吐;③寒战、发热、泌尿生殖器官及身体其他系统感染迹象;④持续存在头痛、眼花、胸闷,少尿,上腹不适,心悸、气短,重度水肿或水肿休息后不缓解甚至加重;⑤胎动计数突然减少等。

(侯小妮)

第五章
正常分娩期妇女的护理

【重点、难点提示】

妊娠满 28 周及以上,胎儿及其附属物从临产开始到全部从母体娩出的过程,称为分娩。

一、影响分娩的因素

决定分娩的因素包括产力、产道、胎儿及精神心理因素。

(一)产力

产力包括子宫收缩力、腹肌和膈肌收缩力、肛提肌收缩力。

正常临产后的宫缩具有以下特点:节律性、对称性、极性、缩复作用。肛提肌收缩力是协助胎头内旋转及仰伸所需的力量。

(二)产道

产道包括骨产道与软产道两部分。

1. 骨产道　分为 3 个假想平面,其大小、形状与分娩关系密切。

2. 软产道　是由子宫下段、宫颈、阴道及骨盆底软组织构成的弯曲通道。

(三)胎儿

胎儿的大小、胎位及有无胎儿畸形等因素也是决定胎儿能否顺利通过产道的因素。

(四)精神心理因素

产妇的精神心理因素能够对分娩的过程产生影响。

二、枕先露的分娩机制

分娩机制是指胎儿先露部随着骨盆各平面的不同形态,被动地进行一系列适应性转动,以其最小径线通过产道的全过程。以枕左前为例讲解。

1. 衔接　胎头双顶径进入骨盆入口平面,胎头颅骨最低点接近或达到坐骨棘水平,称为衔接。胎头以枕额径衔接。初产妇在预产期前 1~2 周内胎头衔接。

2. 下降　临产后胎头下降的速度是判断产程进展的重要标志之一。

3. 俯屈　俯屈后胎头衔接时的枕额径变为枕下前囟径,以胎头最小径线通过产道。

4. 内旋转　胎头为适应骨盆纵轴而旋转,使其矢状缝与中骨盆及骨盆出口前后径相一致。

5. 仰伸　枕骨以耻骨弓为支点,使胎头逐渐仰伸,即胎头的顶、额、鼻、口、颏相继娩出。

6. 复位及外旋转　胎头娩出后,胎头与胎肩恢复正常关系,胎头枕部向左旋转 45°,称为复位。胎肩继续下降,前(右)肩向前向中线旋转 45°,使双肩径与骨盆下口前后径相一致,枕部需在外继续向左旋转 45°,称外旋转。

7. 胎儿娩出。

三、先兆临产、临产与产程分期

先兆临产:见红是分娩即将开始比较可靠的征象。

临产的诊断:临产开始的标志有规律且逐渐增强的子宫收缩,持续 30 秒,间歇 5~6 分钟左右,并伴有进行性宫颈管消失、宫口扩张和胎先露下降。

产程分期:是指从开始出现有规律的子宫收缩直到胎儿、胎盘娩出,称总产程。

临床上通常分为 3 个产程:

第一产程从规律宫缩开始至宫口开全;

第二产程从宫口开全至胎儿娩出的过程;

第三产程从胎儿娩出至胎盘胎膜娩出。

四、三个产程的护理

(一) 第一产程

1. 护理评估

(1) 健康史:了解既往孕产史及产前检查情况、妊娠过程。

(2) 身体评估:重点评估:①胎儿宫内情况,正常胎心率应在 110~160 次/分;②宫缩;③宫口扩张;④胎头下降程度;⑤胎膜破裂。

(3) 心理社会状况

2. 护理诊断及医护合作性问题

焦虑/恐惧、疼痛、舒适的改变。

3. 计划与实施 ①心理疏导,减轻产妇紧张焦虑心理;②严密观察产程,监测并记录宫缩情况,潜伏期每 1~2 小时于宫缩间歇期时监测胎心 1 次,活跃期宫缩频时应每 15~30 分钟监测胎心 1 次;③通过阴检了解宫口扩张及胎头下降程度;④破膜时立即听胎心、记录破膜时间、观察羊水、注意有无脐带脱垂等,破膜后注意保持外阴清洁;⑤一般生活照顾,促进舒适。

(二) 第二产程妇女的护理

1. 护理评估 了解第一产程经过及处理情况。此期宫缩频而强,应密切监测胎儿有无急性缺氧,胎儿下降情况(拨露、着冠)。

2. 护理诊断及医护合作性问题

焦虑、疲乏、疼痛、有受伤的危险。

3. 计划与实施 ①陪伴照护产妇,指导产妇屏气,观察胎心及宫缩;②初产妇宫口开全、经产妇宫口扩张 6cm 且宫缩规律有力时应做好接产准备工作;③保护会阴并协助胎头俯屈,让胎头以最小径线在宫缩间歇时缓慢地通过阴道口。

(三) 第三产程的临床经过及处理

1. 护理评估 了解第一、二产程经过及处理情况;采用 Apgar 评分评估新生儿;观察胎盘剥离征象、胎盘胎膜排出是否完整、阴道出血量情况;检查软产道。

2. 护理诊断及医护合作性问题

组织灌注量改变的危险、有受伤的可能、潜在并发症。

3. 计划与实施

(1) 新生儿护理:①新生儿娩出后应及时清除口鼻腔内的黏液和羊水;②娩出后 1~2 分钟内断扎脐带,消毒脐带断面;③仔细检查新生儿全身情况;④做好新生儿身份标识及促进母乳喂养。

(2) 产妇护理:①协助胎盘娩出,检查胎盘胎膜及软产道;②预防产后出血胎盘娩出后及时按摩子宫,高危因素者;可于胎儿前肩娩出时静注缩宫素;软产道裂伤者及时修补缝合;分娩后 2 小时内产妇应留在产房内观察并促进其舒适;③提供舒适及情感支持。

【自 测 试 题】

A1 型题

1. 先兆临产是指
   - A. 规律宫缩、宫口扩张、见红
   - B. 规律宫缩、胎儿下降感、见红
   - C. 假临产、胎儿下降感、见红
   - D. 假临产、宫口扩张、见红
   - E. 宫口扩张、胎儿下降感、见红

2. 正常分娩时最主要的产力是
   - A. 子宫收缩力
   - B. 腹肌收缩力
   - C. 膈肌收缩力
   - D. 肛提肌收缩力
   - E. 骨骼肌收缩力

3. 下列哪项不是临产后的宫缩特点
   - A. 节律性
   - B. 对称性
   - C. 极性
   - D. 缩复作用
   - E. 不规则宫缩

4. 关于骨盆三个假想平面的描述,哪项是正确的
   - A. 骨盆入口平面前后径短而横径长
   - B. 骨盆出口平面前后径短而横径长
   - C. 中骨盆平面是横径长而前后径短
   - D. 三个平面中以骨盆入口平面为最窄平面
   - E. 三个平面中以中骨盆平面为最宽平面

5. 正常分娩时胎头以哪条径线通过产道
   - A. 枕额径
   - B. 枕颏径
   - C. 双顶径
   - D. 枕下前囟径
   - E. 前后径

6. 胎头进入骨盆上口时其衔接的径线是
   - A. 双顶径
   - B. 双颞径
   - C. 枕下前囟径
   - D. 枕额径
   - E. 枕颏径

7. 下列哪项不是胎盘剥离的征象
   - A. 子宫底上升呈球形
   - B. 子宫呈葫芦状
   - C. 阴道少量流血
   - D. 外露脐带延长
   - E. 按压子宫下段脐带不回缩

8. 胎儿娩出后应首先处理的是
   - A. 保暖
   - B. 清理呼吸道
   - C. 结扎脐带
   - D. 记录出生时间
   - E. 新生儿评分

9. 产程进展的标志为
   - A. 宫缩强度
   - B. 宫缩频度
   - C. 产妇一般情况
   - D. 胎头下降及宫口的开张
   - E. 胎心率及胎位

10. 破膜多发生在
    - A. 见红后
    - B. 第一产程初
    - C. 宫口近开全时
    - D. 第二产程初
    - E. 强烈宫缩后

11. 破膜超过 12 小时尚未分娩,以下措施正确的是
    - A. 抗感染
    - B. 立即剖宫产
    - C. 尽快结束产程
    - D. 无需干预
    - E. 产钳助产

12. 关于临产后宫缩的特点,下列哪项是错误的
    A. 宫缩是指子宫不自主的有节律收缩
    B. 宫缩具有对称性,自子宫底两角发出,先向宫底中部集中,再向下扩散
    C. 宫缩以底部最强,体部次之,下段最弱,谓之极性
    D. 子宫体部肌纤维宫缩时变短变宽,间歇时松弛,恢复原来长度
    E. 正常宫缩高峰时压子宫体部无凹陷

A2 型题

13. 某产妇宫口已开全,阴道检查胎头矢状缝与骨盆横径一致,后囟在 3 点,前囟在 9 点,请问为何胎方位
    A. LOA   B. ROA   C. LOT
    D. ROT   E. LOP

14. 患者 36 岁,孕 2 产 1,昨晚 12 点开始腹部胀痛,30″/5′~6′ 一次,3 小时后宫缩 35″/3′,门诊检查胎心 140 次 / 分,宫口开大 4cm,羊膜囊明显膨出,骨盆内诊正常,目前最佳处理是
    A. 门诊留观   B. 破膜后住院   C. 立即住院待产
    D. 急送产房消毒接生   E. 灌肠减少污染

15. 新生儿出生后,心率 <100 次 / 分,呼吸浅,全身瘫软,上唇青紫,全身皮肤苍白,吸痰时喉部仅有轻度反射,请问 Apgar 评分得几分
    A. 2 分   B. 3 分   C. 4 分
    D. 5 分   E. 6 分

A3/ A4 型题

(16~18 题共用题干)

王某,27 岁,孕 1 产 0,宫内孕 39 周,于今天早上孕妇感觉腹部疼痛,每 5~6 分钟一次,每次持续 40 秒左右。请问:

16. 今天早上孕妇的情况属于
    A. 规律宫缩   B. 先兆临产
    C. 孕妇紧张造成的宫缩,尚未临产   D. 进入第二产程
    E. 进入第三产程

17. 孕妇规律宫缩 9 小时后,主诉排便感,阴道检查宫口开大 10cm,此时不能进行的处理是
    A. 保持合适体位   B. 指导产妇使用腹压   C. 灌肠
    D. 每隔 10 分钟听胎心一次   E. 冲洗消毒外阴

18. 产后护理措施,不包括
    A. 更换床单促进舒适   B. 给产妇导尿   C. 按摩子宫促进子宫收缩
    D. 给产妇热饮   E. 观察阴道出血量

病例分析

1. 某女,初孕妇,28 岁,妊娠 39 周,4 小时前规律宫缩急诊入院。查体:一般情况好,血压正常,骨盆测量正常,胎心 140 次 / 分,胎头先露已衔接,胎膜未破,宫口开 1cm。
   (1) 该产妇处于产程中的哪个阶段?
   (2) 列出主要的护理诊断 / 问题?
   (3) 该孕妇宫口开全了,如何实施护理?

2. 某女,初产妇,30 岁。因"妊娠 39 周,规律腹痛 3 小时"入院。查体:T36.8℃,P80 次 / 分,R20 次 / 分,Bp120/70mmHg。入院后 10 小时新生儿自然娩出,出生后 1 分钟心率 100 次 / 分,呼吸浅而不规则,四肢稍屈,有喉反射,躯干红润四肢青紫,胎盘尚未娩出。

（1）该新生儿1分钟Apgar评分应当为几分？

（2）胎盘剥离的征象有哪些？

（3）分娩后产后2小时应重点观察哪些？

【参 考 答 案】

1. C　　2. A　　3. E　　4. A　　5. D　　6. D　　7. B　　8. B　　9. D　　10. C

11. A　　12. D　　13. C　　14. C　　15. B　　16. A　　17. C　　18. B

病例分析

1.（1）该产妇处于第一产程潜伏期。

（2）疼痛、舒适的改变、焦虑。

（3）目前主要护理措施：告知产妇快要生了，协助产妇到产床，给予外阴擦洗、冲洗及消毒，同时继续观察产程和胎儿安危，接生人员按外科洗手法洗手、打开产包、戴好手套、铺好消毒巾、穿手术衣、更换手套准备接生。

2.（1）该新生儿1分钟Apgar评分为6分。

（2）宫体变硬呈球形上升；阴道少量流血；外露的一段脐带自行延长；在产妇耻骨联合上方轻压上推子宫外露的脐带不再回缩。

（3）生命体征、子宫收缩情况及宫底高度、阴道出血量、外阴阴道有无血肿、膀胱是否充盈，肛门是否坠胀感等。

（茅　清）

第六章
正常产褥期管理

【重点、难点提示】

产褥期（puerperium）指胎盘娩出至母体全身各器官（除乳房以外）恢复或接近未孕状态所需的一段时期，一般需要 6 周。产褥期母体各系统都会发生变化，以生殖系统和乳房变化最为明显。

一、正常产褥期的生理变化

（一）生殖系统

1. 子宫　子宫的变化是从子宫复旧开始，子宫复旧指胎盘娩出后的子宫逐渐恢复至未孕状态的过程，这一过程从胎盘娩出即刻开始。子宫复旧主要是通过子宫体肌纤维的缩复和子宫内膜的再生完成。

（1）子宫体肌纤维的缩复：胎盘娩出后子宫大小一般为 17cm×12cm×8cm，产后 1 周在耻骨联合上方可扪及，产后 10 日左右，腹部检查扪不到子宫底，产后 6 周，子宫恢复到非妊娠子宫大小。子宫的重量在刚分娩以后约 1000g，产后 1 周约 500g、产后 2 周时约 300g、产后 6 周左右完全恢复，约 50~70g。

（2）子宫内膜的再生：胎盘、胎膜娩出后的 2~3 日内，遗留下来的子宫蜕膜分为两层，外层细胞发生退行性变、坏死、脱落随恶露排出；接近肌层的子宫内膜的基底层腺体和间质细胞迅速生长，再生新的功能层，使整个子宫的新内膜逐渐形成，完全恢复大约需要 6 周时间。

（3）子宫血管的变化：胎盘娩出以后，由于子宫肌层的收缩使子宫壁间开放的螺旋静脉和静脉窦压缩变窄，数小时以后形成血栓，最后机化使出血逐渐减少。

（4）子宫颈及子宫下段的变化：产后 7~10 日，宫颈内口迅速关闭，宫颈管形成，大约在产后 4 周恢复至未孕状态。一般分娩后在宫颈 3 点和 9 点处发生轻度的裂伤，形成"一"字形的宫颈。

2. 阴道　产褥期阴道壁肌张力逐渐恢复，约在产后 3 周重新出现黏膜皱襞，阴道壁张力逐渐恢复其弹性。

3. 外阴　分娩后外阴出现水肿、轻度触痛，于 2~3 日逐渐消失；处女膜在分娩时撕裂形成残缺痕迹称处女膜痕。

4. 盆底组织　分娩过程中胎儿先露压迫，使盆底肌和筋膜过度伸展、弹性下降，导致支撑子宫、阴道壁、肛门、尿道、膀胱的能力减弱，若在产褥期过早参加体力劳动，可能引起阴道壁膨出，甚至子宫脱垂。

（二）乳房

泌乳是乳房的主要变化，包括乳汁的产生和射乳。当胎盘娩出以后，血中雌激素和孕激素水平的突然下降，抑制了催乳素抑制因子的作用，使垂体前叶催乳素的合成和释放增加，产生乳汁。通过新生儿的吸吮刺激及缩宫素的作用使乳汁分泌、射乳。

（三）血液循环系统

产后72小时以内（特别最初的24小时内）血液循环增加15%~25%，心脏的负荷明显增加，原有心脏病者易发生心力衰竭。血容量大约在产后2~3周恢复正常。产后的一段时间内产妇的血液处于高凝状态。

（四）其他系统

产后便秘成为产后妇女常见的问题，约1~2周内胃肠功能逐渐恢复正常；由于分娩过程中胎儿压迫输尿管和膀胱，致使膀胱黏膜不同程度的水肿、充血，膀胱肌张力下降，膀胱的感觉降低，易出现残余尿增多或尿潴留；雌激素、孕激素产后1周降至未孕时的水平，垂体催乳素因哺乳仍处于较高水平；不哺乳的妇女大约在产后6~10周恢复月经，哺乳的妇女排卵和月经都可能推迟。另外，腹部皮肤出现的纹理大约产后3~6个月形成银白色的妊娠纹；腹壁的紧张度于产后6~8周恢复。

二、产褥期妇女及家属的心理调适

新生儿的出生使整个家庭在结构、功能上发生了很大的变化。

（一）产褥期妇女的心理调适

产褥期妇女的心理调适经过：依赖期（taking-in phase）、依赖-独立期（taking-hold phase）、独立期（letting-go phase）三个时期。其母亲也要经过角色学习、事实母亲、角色自主、角色体验四个阶段，产妇心理调适的快慢与产妇是否舒适与疲劳、新生儿护理知识状况、以往的经历和突发事件、产妇的性格特征及支持系统有关。

（二）父亲的心理调适

新生儿出生后，其父亲对新生儿外观、反应产生浓厚的兴趣，渴望去摸、抱新生儿。由于对新生儿护理知识的缺乏，渴望学习新生儿护理的知识。其父亲心理调适约需4~10周。

（三）兄弟姐妹的心理调适

由于新成员的来到，父母及其他成员的注意力从原兄（姐）的身上转移了一部分到新生命的身上，其兄（姐）在家中的地位受到了一定的影响，出现"失宠"的感觉，出现黏父母、发脾气、不讲道理或者出现一些回到小时候的退化的行为。父母从准备要下一个孩子就开始给予大一点的孩子进行干预，让其逐步适应，等小一点的孩子出生以后就能良好应对。

三、正常产褥期妇女的护理

（一）护理评估

1. 健康史　如产妇的年龄、职业、文化程度、社会经济状况及支持系统以外，还应了解胎次、分娩史、分娩过程是否顺利、新生儿的状况及是否接受过产前教育等。同时，还应了解产妇是否存在妊娠合并症或并发症。

2. 身体状况　除了一般状况如体温、脉搏、呼吸、血压、是否有宫缩痛、膀胱充盈及进食、休息、是否有褥汗等意外，还应评估：

（1）子宫的收缩：以子宫底高度（fundus）、恶露（lochia）的状况判断子宫收缩的状况。恶露分为血性恶露（lochia rubra）、浆液恶露（lochia serosa）及白色恶露（lochia alba）。

（2）外阴：护士应认真评估外阴部是否有红、热、痛、水肿等，如有外阴切口者还应观察切口有无渗血、分泌物等。

（3）乳房：评估乳房的形状与大小、对称性、乳头、乳量等及是否有乳头异常，如扁平乳头、凹陷乳头、乳头皲裂。乳汁分为初乳、过渡乳和成熟乳。

3. 心理-社会状况　其心理评估应包括产妇的感受、产妇的行为适应状况、产妇对新生儿行为的看法以及影响心理适应的因素。

4. 母乳喂养妇女的评估

（1）生理因素：评估产妇有无严重的心脏病、子痫、肝炎活动期、艾滋病；营养不良、失眠或睡眠欠佳;不良的分娩体验、分娩及产后疲劳;会阴或腹部切口疼痛;乳头疼痛及损伤、乳头凹陷、乳胀、乳腺炎;使用某些药物,如可待因、安乃近、地西泮(安定)、巴比妥类等。

(2) 心理因素:评估产妇是否有不良妊娠和分娩体验导致的自尊紊乱、缺乏信心、焦虑或抑郁等。

(3) 社会因素:评估产妇是否存在得不到家庭或社会的支持、工作负担过重或工作地点过远、婚姻问题、单身产妇或青少年产妇、多胎及知识缺乏等。

(4) 其他:产妇对母乳喂养的看法、哺乳的知识和技能、哺乳前乳房的丰满程度及哺乳后乳房是否变软、泌乳的感觉等;可否听见新生儿吸吮乳汁的吞咽声,哺乳后新生儿是否安静、满足,体重是否增加理想及新生儿每日的大便次数。

5. 辅助检查　主要有血、尿常规的检查。产后24~48小时应检查全血细胞数、血红蛋白量,观察产妇有无感染、贫血等。

(二) 护理诊断及医护合作性问题

1. 知识缺乏　与缺乏产褥期护理的知识有关。

2. 母乳喂养低效或无效　与缺乏母乳喂养的知识有关。

3. 尿潴留　与胎头压迫膀胱导致膀胱失去感觉有关。

4. 体重过重　与产后的饮食、锻炼有关。

5. 个人应对无效的危险　与缺乏新生儿护理的信心有关。

(三) 计划与实施

护理目标:产妇及家庭成员在产妇及新生儿护理方面的知识和技能增加,母婴身心健康。

1. 一般护理　包括:①保持房间空气流通,温度、湿度适宜;②产后前几天需要足够的休息,避免重的体力劳动,动静结合;③保持良好的个人卫生习惯;④保持大、小便通畅;⑤密切观察产妇生命体征的变化。

2. 子宫复旧的护理　认真观察子宫底的高度和恶露的特征;给产妇讲解恶露的观察、扪及子宫底的方法,以便让产妇认识恶露时间延长、子宫复旧不良等异常征象,并及时就诊。

3. 会阴护理　注意观察会阴切口有无渗血、红、肿、热、痛等征象,保持会阴部清洁;如会阴部水肿明显者,可进行热敷、红外线灯照射等。

4. 进行有效的体重管理　制定体重管理计划;合理膳食,根据热卡的需求,制定食谱;适当的产后锻炼,其锻炼方式包括:快走、抱宝宝散步、慢跑及产褥期保健操等;保持良好的生活方式。

5. 异常乳房的护理

(1) 乳房肿胀:①协助产妇尽早哺乳和多吸吮乳房,并以正确的哺乳姿势;②鼓励产妇坚持夜间哺乳,使乳房规律地变软;③进行冷敷、热敷、按摩、理疗等;④乳房疼痛者应缩短哺乳的时间;⑤如果乳房肿胀明显,影响了新生儿含接乳晕,应帮助产妇用手或吸奶器挤出乳汁。

(2) 乳头皲裂:哺乳前湿敷乳房和乳头3~5分钟,同时按摩乳房;哺乳前挤出少许乳汁湿润乳晕、乳头,便于新生儿含接;增加哺乳的次数,缩短每次哺乳的时间;哺乳后挤出少许乳汁涂在乳头和乳晕上,以修复破损的表皮;疼痛严重者可用乳头罩进行间接哺乳。

(3) 扁平及凹陷乳头:此种异常乳头如果可能,应从孕期开始干预。孕期应教会孕妇佩戴乳头罩的方法;在哺乳前进行乳头牵拉,可使乳头向外突出,便于新生儿含接;也可用吸奶器帮助乳头向外突出。

(4) 母乳不足:对母乳不足者应指导正确的喂哺方法,进行按需哺乳;鼓励产妇进行母乳喂养,使产妇建立母乳喂养的信心;多食用汤类。另外,还可以服用中药的涌泉散或者通乳丹加减,帮助乳汁分泌;针刺合谷、外关等。

(5) 退乳护理:①少进汤类食物;②避免新生儿吸吮乳房、挤奶、乳房热敷等对乳房的刺激;③生麦芽50g泡水,每日3次,连续3日;④芒硝250g研成粉末,装于布袋内敷于两乳房上并固定,芒硝袋湿后应及时更换;⑤口服己烯雌酚 5mg,每日 3 次,连续 3 日;或者维生素 B₆20mg,每日 3 次,连续 5~7 日;或者溴隐亭每次 2.5mg,每日 2 次与食物共服,连续 14 日。

6. 母乳喂养指导

(1) 向产妇讲解母乳喂养的优点:①对婴儿:母乳不会发生过敏反应;母乳中存在的免疫成分使新生儿免于感染,少患呼吸道、耳、胃肠道疾病;母乳的成分符合新生儿的营养需要;母乳蛋白质、脂肪、碳水化合物比例适宜,容易被消化吸收;母乳不需要储存,不存在细菌的污染问题;母乳很少导致新生儿食用过量;母乳喂养的新生儿很少出现便秘。②对产妇:促进子宫复旧;促进产妇平衡膳食,有利于产后康复;促进母婴情感连接;经济、方便;可降低更年期发生乳腺癌的危险。

(2) 母乳喂养方法:早开奶;母婴同室;提供充足的吸吮,采取按需哺乳的原则;保持正确母乳喂养方法;哺乳应吸空一侧乳房后再吸另一侧;每次哺乳完后应将新生儿抱起,轻拍背部 1~2 分钟,排出胃内空气,防止溢乳。

7. 促进产后妇女心理调适　进行新生儿注意力训练、鼓励产妇自我护理、促进产妇身体恢复、促进母婴连接、提供支持。促进父亲、祖父母及兄弟姐妹的角色尽快适应。

8. 出院指导

(1) 向产妇及家属讲解:产后 6 周内,应避免重体力劳动;产妇应选择充足热能的食物,营养素应均衡;产褥期内禁止性生活,产褥期以后开始性生活应采取工具避孕措施。

(2) 认识异常症状和体征,如异常症状与体征包括:①发热;②乳房的红、肿、痛;③持续的腹胀;④盆腔充盈感;⑤持续的外阴疼痛;⑥尿频、尿急、尿痛;恶露增加、色鲜红或有血块、恶臭等;⑦会阴切口的红、肿、热、痛或下肢的肿、热或者腹部切口的问题等。

(3) 产后访视:产后访视一般进行 3 次,分别于出院后 3 日、产后 14 日、产后 28 日进行,主要了解产妇和新生儿的健康状况,其内容包括:①产妇的饮食、睡眠、大小便情况;哺乳情况;子宫复旧与恶露;会阴或腹部切口等;②新生儿的生长、发育状况。如发现异常,及时进行指导与处理或转诊。

(4) 产后检查:一般产后 6 周进行,产妇应携婴儿回到分娩医院的门诊进行产后检查,了解产妇各器官的恢复和婴儿的生长发育状况。内容包括:①产妇的一般全身检查,如血压、脉搏、血尿常规;②妇科检查,了解生殖器官复旧的情况;③了解母乳喂养情况;④进行计划生育指导;⑤到儿保门诊检查婴儿的生长、发育状况。

(四) 护理评价

通过护理,是否达到:①产妇及家属叙述产妇护理及新生儿的有关知识,并实践;②产后检查时产妇的各器官恢复良好,新生儿生长发育良好。

四、正常新生儿的特征

从脐带结扎到 28 天内的婴儿称之为新生儿(neonate,newborn),而胎龄满 37~42 周出生,体重在 2500g 以上,无任何畸形和疾病的活产婴儿叫正常足月新生儿。

(一) 新生儿的分类

1. 根据出生时的胎龄分类　①足月儿:37 周≤GA<42 周(260~293 日)的新生儿;②早产儿:GA<37 周(259 日)的新生儿,其中 GA<28 周称极早早产儿或者超未成熟儿,34 周≤GA<37 周(239~259 日)的早产儿称晚期早产儿;③过期产:GA≥42 周(294 日)的新生儿。

2. 根据出生时的体重分类　①正常出生体重儿:2500g≥BW4000g≤的新生儿;②低出生体重儿:BW<2500g 的新生儿,其中 BW<1500g 者称极低出生体重儿,BW<1000g 者称超低出生体重儿或微小儿。低出生体重儿一般为早产儿和小于胎龄儿;③巨大儿:BW>4000g 的新生儿。

3. 根据体重和胎龄关系分类　①适于胎龄儿:指出生体重在同胎龄儿平均体重的第 10~90 百分位的新生儿;②小于胎龄儿:指出生体重在同胎龄儿平均体重的第 10 百分位以下的新生儿;③大于胎龄儿:指出生体重在同胎龄儿平均体重的第 90 百分位以上的新生儿。

4. **根据出生后周龄分类**　①早期新生儿:出生后1周内的新生儿;②晚期新生儿:出生后2周至第4周末的新生儿。

5. **高危儿**　指已发生或有可能发生危重情况的新生儿。导致高危儿的因素有:①异常妊娠,如孕、产妇有糖尿病病史;妊娠期有阴道流血、感染、吸烟、吸毒、酗酒史者;产妇为Rh阴性血型;②异常分娩史,如产妇有妊娠高血压疾病、先兆子痫、子痫;各种难产与助产;分娩过程中使用过镇静剂和(或)止痛剂;有死胎、死产史;③异常新生儿,如出生时Apgar评分低于7分、脐带绕颈、早产儿、小于胎龄儿、巨大儿、各种先天性畸形与疾病的新生儿。

(二)外观特征

正常新生儿体重在2500g以上,身长47cm以上,头大;哭声洪亮,有一定的肌张力,四肢屈曲,皮肤红润,毳毛少;耳廓软骨发育良好,乳晕清楚,乳头突起,乳房可打到结节;足底有较深的足纹,男婴睾丸下降,女婴大阴唇覆盖小阴唇。

(三)生理特征

1. **心血管系统**　新生儿的肺第一次扩张时动脉导管关闭;血容量的增加使左心压力增大,压力的作用使卵圆孔关闭。新生儿的正常心率在120~140次/分钟,心前区听见心脏杂音。新生儿周围循环缓慢,血液多集中在躯干和内脏,肝、脾,容易引起新生儿的四肢发冷,出现发绀。新生儿红细胞、血红蛋白及红细胞容积比成人高。新生儿的血压特别低,出生时平均70/50mmHg,以后慢慢升高。

2. **呼吸系统**　新生儿出生后10秒钟左右产生呼吸运动。刚出生的新生儿呈腹式呼吸,呼吸浅快,可能有鼻翼扇动、气喘等,安静时呼吸频率约40次/分钟左右,有节律不规则和强弱不一的现象。

3. **消化系统**　新生儿消化脂肪、淀粉的能力受到限制,不能过早给淀粉食物;其胃呈水平位,新生儿的胃容量大约60~90ml。新生儿容易出现溢乳和呕吐。新生儿在出生后24小时内排出的胎粪,胎粪呈墨绿色黏稠状,内含肠黏膜上皮细胞、羊水、消化液及胎儿皮脂、毳毛等。

4. **泌尿系统**　新生儿大约在出生后6周,肾小管对液体的重吸收及对尿的浓缩功能才形成。

5. **免疫系统**　新生儿特异性及非特异性免疫均不成熟,抵抗外界侵袭的能力差,自身抗体在出生2个月内开始形成。

6. **神经系统**　新生儿大脑相对较大,约占体重的10%~20%。由于新生儿神经系统发育不成熟,偶尔出现抽搐或强直。新生儿出生即刻存在吸吮、吞咽、觅食、握持、拥抱等先天反射。听觉、视觉、触觉、味觉、温觉发育良好,而嗅觉、痛觉相对较差。

7. **体温调节**　新生儿的体温调节中枢发育不完全,体温易受外界因素的影响,应及时保温。

8. **常见的几种特殊生理状态**　新生儿的生理状态包括生理性体重下降、生理性黄疸、乳房胀大及假月经、马牙及螳螂嘴。

(四)心理特点

新生儿对饥饿、不舒适、寒冷等表现不安、啼哭,并能对照顾者所提供的各种形式的爱做出反应。Erikson的社会心理发展理论提出:信任-不信任阶段是人格发展的最初阶段,此阶段始于新生儿时期。满足需要,使新生儿感受良好和愉快是建立信任的基础,相反不信任感就会带到今后的心理社会发展过程中,影响健康人格的形成,而亲子互动在新生儿社会心理发展中起着非常重要的作用。

五、正常新生儿的护理

(一)护理评估

1. **健康史**　了解父母亲的健康状况、嗜好、家族中的特殊病史;产妇的既往妊娠、分娩史、本次妊娠的经过、妊娠期胎儿的发育状况以及分娩过程中的母婴情况等。

2. **身体状况**　身体评估应包括:①Apgar评分;②生命体征:体温在36~37.2℃、心率120~140次/分、呼吸40~45次/分左右。

3. **生长发育状况**　①体重:每日约增加50g,第一个月体重增加约1~1.5kg,体重测量一般在每日沐浴以后;②身长:初生的正常新生儿的身长约 45~55cm;③头围及颅骨:新生儿的头围约 32~34cm,头占整个身体的 1/4,前囟宽 1.5~2cm,完全闭合需要 12~18 个月。后囟呈三角形,完全闭合需要 6~8周;④眼睛、耳与听力:新生儿的眼睛水肿,常闭着,瞳孔等大、等圆,对光反射存在;评估耳朵的大小、形状、位置有无异常;⑤唇、嘴:在唇见到圆而厚的区域称吸吮泡,其内没有液体。偶尔在口腔内能见到"螳螂嘴"、"马牙"和早熟牙;由于舌系带较短,舌头不能伸出口腔外;⑥颈部:新生儿颈部较短,乳头可能肿胀,有白色分泌物;⑦腹部:新生儿腹部圆而软,脐带大约 2~3 日以后就变成黑色,6~10 日脱落;⑧背部和四肢:新生儿的脊柱和骶骨区域平坦,四肢短;⑨肛门和外生殖器:新生儿 24 小时内排出胎粪,女婴阴道可能有少许的血性分泌物;⑩反射:应评估反射是否存在、反射的强度及身体两侧的反应是否对称。足跟反射、吸吮反射、吞咽反射等永久存在,而拥抱、握持反射逐渐减弱至消失。如反射活动该出现时不出现或不能及时消退或不对称,提示有神经系统异常。

4. 心理 - 社会状况　新生儿的心理社会状况应通过观察父母亲与新生儿的交流、对新生儿的了解程度、对新生儿需求的满足状况等方面进行评估。

（二）护理诊断

1. 有体温改变的危险　与新生儿体温调节中枢功能不完善,难以适应外界环境有关。

2. 有窒息的危险　与新生儿容易溢奶和呕吐有关。

3. 有感染的危险　与新生儿免疫系统不健全有关。

（三）计划与实施

护理目标:新生儿环境适应良好,无感染、窒息的发生;新生儿生长发育良好。

1. 环境要求　新生儿所处环境应光线充足、空气流通;保持室内温度恒定在 20~24℃,湿度在 55%~65%。新生儿所居住的环境应色彩丰富、活泼,感觉明快、温馨。

2. 一般护理

（1）保暖:保暖的方法可以用躺于产妇的腹部进行皮肤接触、新生儿放在辐射台上、热水袋、更换衣被及尿布时避免不必要的暴露、定时监测新生儿的体温。

（2）沐浴:新生儿的沐浴时房间温度应保持在 24~28℃,水温在 38~42℃,沐浴应在哺乳 1 小时后进行,沐浴应从最干净的区域到最脏的区域,沐浴一般每日 1 次,用品应保证 1 人 1 用 1 消毒。

（3）体重:测量体重每日 1 次,测量体重应定时、定磅秤、定地点。

（4）新生儿抚触:抚触一般在沐浴后进行,抚触时应注意室内温度,动作轻柔,有背景音乐,在抚触过程中应与新生儿沟通交流。

（5）脐部护理:注意评估脐带残端有无渗出、红、肿等异常征象。

（6）皮肤护理:出生以后应将身上的血迹擦干净,胎脂保留下来,待第二天洗澡时洗掉,勤换尿布。

3. 满足新生儿的心理需求　鼓励父母多与新生儿说话,亲自参与新生儿的护理,在与新生儿进行沟通交流的基础上,与新生儿达成默契,逐步了解新生儿的需要,以便满足新生儿的需要。

4. 新生儿喂养

（1）进行有效的母乳喂养。

（2）人工喂养:常用牛奶,配制方法根据说明书进行。一般新生儿每 3~4 小时哺乳 1 次,出生后第 1 日一般 30~60ml/（kg·d）,以后逐渐增加,具体增加的量应根据配方奶的说明进行。

（3）混合喂养:指母乳不足时添加牛奶、羊奶或其他代乳品的喂养。其喂养方法有补授法和代授法。

5. 提供安全　①进行身份识别、入室做好查对,新生儿应远离电源、热源及尖锐的物品,照顾者的指甲要短、钝;抱起新生儿时动作应轻、稳,使新生儿感到安全;②做好感染管理方面的措施,如对母婴同室的空气、物体表面和工作人员的手进行监测,工作人员咽拭子培养,在护理新生儿之前必须洗手等;③进行预防接种免疫疫苗,如卡介苗、乙肝疫苗等;④预防新生儿丢失。

(四) 护理评价

通过护理,新生儿是否达到:①生命体征正常,无异常征象;②各项生长指标在正常范围。

【自测试题】

A1 型题

1. 产褥期一般约为
   A. 2 周   B. 4 周   C. 6 周
   D. 8 周   E. 10 周

2. 子宫复旧的内容**不包括**
   A. 子宫体肌细胞蛋白的分解   B. 子宫体肌纤维数量减少
   C. 子宫内膜基底腺体的增生   D. 子宫壁间血管血栓形成
   E. 子宫颈管的形成

3. 宫缩痛一般持续
   A. 24 小时   B. 2~3 天   C. 4~5 天
   D. 5~6 天   E. 7~8 天

4. **不属于**恶露的特点是
   A. 血性恶露一般持续 5 天   B. 浆液性恶露为淡红色
   C. 白色恶露一般持续三周   D. 恶露有恶臭味提示有感染
   E. 活动后恶露会增加

5. 不满足正常足月新生儿条件的是
   A. 胎龄在 37~42 周   B. 体重 2500~4000g   C. 哭声洪亮,有一定肌张力
   D. 皮肤红润,毳毛少   E. 足底有较浅的足纹

6. 下列哪点**不是**新生儿的生理状态
   A. 出生后 1 周体重下降 15%   B. 出生 3~4 日乳房肿大
   C. 阴道少许血性分泌物   D. 口腔上颚中线黄白色的颗粒
   E. 出生后 4 日出现的黄疸

7. 关于产褥期产妇生理变化的描述,**错误**的是
   A. 胎盘附着处的子宫内膜修复需要 3 周
   B. 产后 1 周尿量明显增加
   C. 产褥早期血液仍处于高凝状态
   D. 不哺乳产妇一般于 6~10 周恢复月经
   E. 由于子宫压迫膀胱易发生尿潴留

8. 母亲角色的转换,**不包括**
   A. 母亲角色学习阶段   B. 事实母亲阶段   C. 母亲角色尝试阶段
   D. 母亲角色自主阶段   E. 母亲角色体验阶段

9. 新生儿的先天反射**不包括**
   A. 吸吮反射   B. 吞咽反射   C. 握持反射
   D. 膝跳反射   E. 拥抱反射

10. 新生儿所处的环境要求**不正确**的是
    A. 光线明亮,便于观察   B. 室内温度恒定在 20~24℃
    C. 湿度在 70%~75%   D. 色彩丰富,感觉明快

E. 避免噪声和通宵灯光

11. 关于新生儿沐浴的注意事项**不正确**的是
    A. 沐浴时水温在 38~42℃
    B. 沐浴时室温保持在 24~28℃为宜
    C. 为防止呕吐,应在哺乳前进行
    D. 沐浴结束 1 小时后可以进行喂奶
    E. 新生儿沐浴用物应一人一用一消毒

A2 型题

12. 产妇吴某,30 岁,分娩第 2 天,体温 38℃,查体子宫收缩好,无压痛,会阴伤口无红肿、无疼痛,恶露淡红色,无臭味,双乳软,无硬结。发热的原因最可能是
    A. 产褥感染
    B. 上呼吸道感染
    C. 乳腺炎
    D. 泌乳热
    E. 会阴伤口感染

13. 产妇王某,自然分娩一女婴,腹部检查在耻骨联合上方扪不到子宫底,此产妇大约是在产后
    A. 第 1 天
    B. 第 2~3 天
    C. 第 4~6 天
    D. 第 7~9 天
    E. 第 10~12 天

14. 产妇王某,2 小时前经阴道自然分娩一女婴,护士向产妇及家属讲述产褥期保健知识,然后请家属复述,其中**错误**的是
    A. 饮食营养丰富、易消化
    B. 产后 10 小时内排尿
    C. 保持皮肤清洁干燥,勤换衣裤
    D. 卧室清洁,注意通风换气
    E. 产后 6 周内避免重体力劳动

15. 孕妇王某,31 岁,4 天前经阴道自然分娩一活女婴,今日出院,询问护士她何时复查,护士告知时间为
    A. 产后 30 天
    B. 产后 42 天
    C. 产后 50 天
    D. 产后 60 天
    E. 产后 72 天

16. 产妇王某,顺产后第 14 天,现在对新生儿的护理有浓厚的兴趣,愿意亲自给新生儿哺乳,换尿布,总是将自己的孩子与别人的孩子相比较。王某的心理现处于什么阶段
    A. 否认期
    B. 依赖期
    C. 依赖 - 独立期
    D. 独立期
    E. 接受期

17. 某婴,初生体重 3600g,次日称体重为 3300g,家长紧张,护士告知
    A. 体重下降范围在 1%~2% 为正常范围
    B. 体重下降范围在 3%~5% 为正常范围
    C. 体重下降范围在 6%~9% 为正常范围
    D. 体重下降范围在 10%~11% 为正常范围
    E. 体重下降范围在 12%~15% 为正常范围

A3/A4 型题

(18~20 题共用题干)

产妇张某,足月妊娠,行会阴侧切后由阴道自然分娩一男婴,体重 3600g,新生儿出生时 Apgar 评分 10 分,在产房观察 2 小时后随母亲回母婴同室。

18. 产后第二天,产妇宫底高度一般在
    A. 脐上三指
    B. 脐上二指
    C. 脐上一指
    D. 平脐
    E. 脐下一指

19. 该产妇在病房内 2 小时小便不能自解,扪及膀胱区充盈,不恰当的措施是
    A. 帮助产妇下床排尿
    B. 用温开水冲洗外阴及听流水声诱导排尿

C. 进行腹部膀胱区热敷,理疗等

D. 大量继续喝水,激发排尿

E. 遵医嘱给予甲硫酸新斯的明肌肉注射

20. 该产妇小便排出,会阴水肿明显,护士对其处置以下哪项是不妥的

    A. 每日用温开水或低浓度的消毒液清洗外阴

    B. 勤换会阴垫,保持会阴部清洁

    C. 采取切口在下方的侧卧位

    D. 用 50% 的硫酸镁湿热敷

    E. 用远红外线灯照射会阴

病例分析

李女士,初产妇,28 岁,妊娠 39^{+3} 周,阴道自然分娩一男婴,产后第 3 天,检查宫底在脐下 3 横指,恶露颜色淡红,有血腥味,伤口拆线正常,产妇自感乳房胀痛,不想母乳喂养。

(1) 请问该产妇目前生殖器官恢复情况是否正常?

(2) 请问该产妇目前存在的主要护理问题是什么? 应如何对其进行护理?

【参考答案】

1. C   2. B   3. C   4. A   5. E   6. A   7. A   8. C   9. D   10. C
11. C   12. A   13. E   14. B   15. B   16. D   17. C   18. E   19. D   20. C

病例分析

(1) 该产妇目前生殖器官恢复基本正常。正常产褥期子宫底每日下降 1~2cm,即每天下降 1 横指;正常恶露有血腥味,无臭味,产后最初 3 日恶露为血性恶露,以后逐渐转成浆液性恶露。

(2) 存在的主要护理问题是乳房充盈和母乳喂养信心不足。其护理措施有:

1) 向产妇讲解母乳喂养的优点,鼓励产妇坚持母乳喂养;

2) 协助产妇多吸吮乳房,并指导正确的哺乳姿势;

3) 鼓励产妇坚持夜间哺乳,使乳房规律地变软;

4) 进行冷敷、热敷、按摩;

5) 乳房疼痛时缩短每次哺乳的时间;

6) 如果乳房肿胀明显,影响了新生儿含接乳晕,应帮助产妇用手或吸奶器挤出乳汁。

(王玉琼)

第七章
高危妊娠管理

【重点、难点提示】

高危妊娠是指妊娠期间出现了个人、社会方面的不良因素，或者发生了某种并发症、合并症等而可能对孕妇、胎儿、产妇、新生儿造成危害，需密切观察和监护的妊娠。具有高危妊娠因素的孕妇称高危孕妇。

（一）高危孕妇的监护

国内已普遍实行了孕产期系统保健三级管理，推广使用孕产妇系统保健手册，着重对高危妊娠进行筛查、监护和管理。

（二）高危胎儿的监护

1. 胎儿生长发育监测　可通过测量宫底高度、腹围及孕妇体重、B 型超声检查等估算胎儿大小。

2. 胎儿成熟度监测　①核实妊娠周数：询问月经史，核实妊娠周数。② B 型超声检查：胎头双顶径 >8.5cm、三级胎盘则提示胎儿已成熟。③羊水分析：卵磷脂 / 鞘磷脂比值（L/S）>2，提示胎儿肺已成熟。

3. 胎盘功能测定　通过测定孕妇尿中雌三醇值、血清游离雌三醇值、血清胎盘生乳素值、妊娠特异性 β 糖蛋白等判断胎盘功能情况。

4. 胎儿宫内安危监测

（1）胎心、胎动：正常胎心率为 110~160 次 / 分，胎动 >30 次 /12 小时。

（2）胎儿电子监护：①胎心率基线：FHR>160 次 / 分或 <110 次 / 分，持续 10 分钟称心动过速或心动过缓，基线变异表示胎儿有一定的储备能力；②一过性胎心率变化：包括加速和减速两种，减速又包括早期减速、变异减速、晚期减速。变异减速多为脐带受压所致，晚期减速可能是胎儿宫内缺氧的表现；③胎儿宫内储备能力预测：a. 无应激试验（NST）：连续监测 20 分钟，如果有 3 次以上胎动并伴胎心率加速 >15 次 / 分，持续时间 >15 秒为正常，称为反应型；胎动与胎心加速少于前述值，称为无反应型。b. 宫缩激惹试验（OCT）：用缩宫素诱导子宫收缩并用胎儿监护仪记录胎心率的变化。如果多次宫缩后都出现晚期减速，胎心率基线变异减少，胎动后无胎心率增快，为 OCT 阳性。反之为阴性。OCT 阴性提示胎盘功能良好，1 周内无胎儿死亡的危险。

（3）胎儿生物物理监测：是综合胎心电子监护及 B 型超声检查结果以判断胎儿有无急、慢性缺氧的一种产前监护方法。临床常用的 Manning 评分法包括无应激试验、胎儿呼吸运动、胎动、肌张力、羊水量共 5 项。满分 10 分，8 分以上提示胎儿无急慢性缺氧，4 分或 4 分以下提示有急慢性缺氧。

（三）护理评估

1. 健康史　了解有关的危险因素及相应的临床表现、治疗经过等。

2. 身体状况　①症状：有无发热、心慌、头痛等不适；有无阴道流血流液等；②体征：观察孕妇是步行入院还是被推送入院；了解孕妇的身高、体重、宫底高度、骨盆各径线值、胎位等有无异常；测量体温、脉搏、呼吸、血压等生命体征;检查胎心、宫缩情况等;③辅助检查:了解各器官、各系统检查结果。

3. 心理-社会状况　孕妇可因担心流产、胎儿畸形、胎儿死亡、早产等而出现焦虑、恐惧;因妊娠或疾病需停止工作而烦躁不安。

(四) 护理诊断及医护合作性问题

有胎儿受伤的危险;焦虑;功能障碍性悲哀。

(五) 计划与实施

1. 处理原则　控制和治疗引起高危妊娠的各种因素。

2. 护理措施　①观察孕妇的生命体征和自觉症状,监测胎心、胎动和宫缩;②采用恰当的沟通交流技巧,了解孕妇及家属的心理状态,鼓励他们采取正确的应对方式;③根据病情减少活动甚至卧床休息,以改善子宫胎盘的血液循环;④进食高蛋白、高能量食物,同时补充维生素、铁等以保证胎儿的生长发育需求;⑤根据孕妇存在的高危因素给予相应的健康指导;提醒孕妇按时进行产前检查。

【自 测 试 题】

A1 型题

1. 关于高危妊娠的定义,以下哪项最为准确
   A. 产妇有高度危险的妊娠
   B. 孕妇有高度危险的妊娠
   C. 胎儿有高度危险的妊娠
   D. 新生儿有高度危险的妊娠
   E. 一切能危害母儿或导致难产的妊娠

2. 关于高危妊娠监护,以下正确的是
   A. 高危妊娠监护即一般的产前检查
   B. 高危妊娠监护是提高围生期质量的重要保证
   C. 高危妊娠监护不包括孕前保健咨询
   D. 所有的高危妊娠孕妇均应进行遗传学筛查
   E. 只需监测孕妇情况,不需监测胎儿情况

3. 以下哪项**不是**高危妊娠的范畴
   A. 年龄≥35 岁
   B. 既往有多次流产史
   C. 孕妇生活习惯良好
   D. 妊娠合并心脏病
   E. 孕妇家庭状况不稳定

4. 急性胎儿窘迫的主要临床表现是
   A. 羊水浅绿色
   B. 胎儿发育迟缓
   C. 胎心率 >160 次 / 分
   D. 胎动 10 次 /12 小时
   E. 胎盘功能减退

5. 以下关于改善胎儿窘迫的措施中,**错误**的是
   A. 给予氧气吸入
   B. 严密监测胎心变化
   C. 嘱孕妇左侧卧位
   D. 继续静滴催产素
   E. 积极寻找病因

6. 监测胎儿安危的最简单有效的方法是
   A. 测孕妇尿 E_3
   B. 胎心电子监护
   C. 胎动计数
   D. 羊水检查
   E. 羊膜镜检查

7. 连续测 12 小时的胎动总数,提示为胎儿窘迫的是
   A. 10 次以下
   B. 15 次以下
   C. 20 次以下
   D. 25 次以下
   E. 30 次以下

8. 引起胎儿窘迫最常见的原因是

A. 脐带脱垂   B. 妊高征   C. 羊水过多

D. 胎盘功能不良   E. 胎膜早破

9. 下列哪项结果**不提示**胎儿窘迫

A. 胎儿头皮血 pH 下降   B. NST 实验为反应型   C. 胎心率加快

D. 胎动减慢   E. 羊水黄绿色,浑浊

10. 在胎儿窘迫早期表现为

A. 胎动减弱   B. 胎动次数减少   C. 羊水呈黄色

D. 胎动消失   E. 胎动频繁

A2 型题

11. 某孕妇,36 岁,孕 20 周,指导其自我监测胎动,应告知其 12 小时胎动正常的是

A. >10 次   B. >20 次   C. >30 次

D. <20 次   E. <30 次

12. 孕妇王某,妊娠 34 周,胎膜早破,为了解胎儿成熟度,需做哪项检查

A. 孕妇尿 E_3 测定   B. 孕妇血清 HPL 测定

C. 羊水 AFP 测定   D. 羊水 L/S 比值测定

E. 孕妇阴道脱落细胞检查

13. 某孕妇行胎心电子监护,结果显示为子宫收缩高峰后出现胎心率减慢,下降幅度少于 50 次 /分,持续时间超过 30 秒,恢复缓慢,此胎心监护结果诊断为

A. 变异减速   B. 早期减速   C. 晚期减速

D. 正常变异幅度   E. 正常变异频率

14. 孕妇王某,38 岁,G_4P_0,妊娠 40^{+2} 周。胎心监测:胎心 132 次 / 分,缩宫素激惹试验(OCT),胎心出现连续晚期减速,提示

A. 胎儿发育正常   B. 胎盘功能良好   C. 胎盘功能不良

D. 子宫收缩异常   E. 脐带暂时受压

15. 一新生儿娩出后被诊断为重度窒息,经抢救后复苏,下列哪项护理措施**不妥**

A. 安置头高脚低的侧卧位   B. 继续保暖   C. 继续给氧

D. 立即哺乳   E. 继续清理呼吸道

16. 下列判断胎儿成熟度的方法中,正确的是

A. 肌酐测定,1mg 为成熟值

B. 卵磷脂与鞘磷脂比值能了解胎儿肺成熟度

C. 超测量胎儿双顶径值,足月时为 8.5cm

D. 超检查胎盘一级时提示胎儿已成熟

E. 羊水橘黄细胞 <10%,表示胎儿已成熟

17. 一产妇,因胎儿窘迫行剖宫产术,胎儿娩出后诊断为重度窒息,下列哪项**不符合**其临床表现

A. 皮肤苍白,口唇青紫   B. 喘息样微弱呼吸   C. 心跳 120 次 / 分

D. 肌张力松弛   E. 喉反射消失

18. 避免早产儿发生呼吸窘迫综合征可在分娩前使用

A. 山梗菜碱   B. 碳酸氢钠   C. 维生素 K_1

D. 尼可刹米   E. 地塞米松

19. 某孕妇发生胎儿窘迫,下列的护理及处理措施,**错误**的是

A. 给予吸氧吸入   B. 纠正酸中毒

C. 静滴 5% 葡萄糖、维生素 C   D. 迅速人工破膜

E. 左侧卧位

A3/A4 型题

(20~22 题共用题干)

产妇张某,足月妊娠,于阴道助产下分娩一男婴,新生儿出生时无呼吸,全身苍白,四肢瘫软,Apgar 评分为 3 分,积极抢救复苏,5 分钟后评分 8 分。

20. 该新生儿出生时出现了什么情况
    A. 新生儿骨折　　　　　　　 B. 新生儿轻度窒息　　　 C. 新生儿重度窒息
    D. 新生儿臂丛神经损伤　　　 E. 新生儿肺炎

21. 在新生儿抢救复苏过程中,以下**错误**的是
    A. 抢救时注意保暖　　　　　　　　 B. 抢救时新生儿取侧卧位
    C. 加压给氧　　　　　　　　　　　 D. 气管插管,清理呼吸道
    E. 静脉给药,纠正酸中毒

22. 新生儿复苏成功后的护理,**不妥**的是
    A. 严密观察面色、呼吸、哭声　 B. 保持病房安静　　　 C. 恰当延期哺乳
    D. 补充营养,必要时静脉补液　 E. 保持清洁,每天淋浴

病例分析

某女,29 岁,初产妇,妊娠 40^{+3} 周,规律宫缩 6 小时,已自然破水,羊水呈黄绿色,胎心 116 次 / 分,宫口开全,先露 +3cm。产妇对此感到非常紧张,担心胎儿的安危。

(1) 护士需对产妇的哪些指标进行观察?

(2) 护士应如何对产妇进行心理护理?

【参考答案】

1. E　　2. B　　3. C　　4. C　　5. D　　6. C　　7. A　　8. D　　9. B　　10. E
11. C　 12. C　 13. C　 14. C　 15. D　 16. B　 17. C　 18. E　 19. D　 20. C
21. B　 22. E

案例分析

(1) 护士需对产妇的观察指标有:

1) 胎心率的改变:胎心率的改变是急性胎儿窘迫的重要临床表现。正常胎心率为 110~160 次 / 分,规律。缺氧早期在无宫缩时胎心率加快,>160 次 / 分;缺氧严重时胎心率 <110 次 / 分。

2) 胎动的改变:正常胎动每小时不少于 3~5 次,缺氧初期胎动频繁,继而减弱及次数减少,若每 12 小时少于 10 次提示明显缺氧,若缺氧无改善,最终胎动消失。胎动消失后 12~28 小时胎心消失。

3) 羊水被胎粪污染:根据缺氧程度不同,羊水污染分 3 度:Ⅰ度羊水呈浅绿色,常见于胎儿慢性缺氧;Ⅱ度羊水黄绿色或深绿色并混浊,常提示胎儿急性缺氧;Ⅲ度羊水棕黄色并稠厚,提示胎儿严重缺氧。

实验室及辅助检查:

4) 电子胎心监测:在无胎动与宫缩时,胎心率 >160 次 / 分或胎心率 <110 次 / 分持续 10 分钟以上,NST 无反应型,基线变异频率 <5 次 / 分,OCT 频繁出现晚期减速、变异减速等。

5) 胎盘功能检查:孕妇 24 小时尿雌三醇(E_3)<10mg/L 或连续监测急骤减少 30%~40%;尿雌三醇 / 肌酐比值 <10;胎盘生乳素 <4mg/L 提示胎盘功能下降。

6) 胎儿头皮血气分析:血 pH<7.20,提示酸中毒。

7) 羊膜镜检查:可了解胎粪污染羊水程度。

（2）护士应如何对产妇进行心理护理的内容有：将真实情况告知家属，同时将治疗过程及好转情况告知产妇，指导丈夫及其他家属陪伴产妇，有助于缓解其焦虑情绪。如果胎儿不幸死亡，将产妇安排在一个远离其他婴儿和产妇的单人房间，安排其他家人陪伴，鼓励她们诉说悲伤，接纳其哭泣及抑郁的情绪，帮助她们采取适合自己的压力应对技巧和方法。死亡胎儿娩出后，将死胎遗体擦洗干净，穿好衣服，并像正常新生儿一样包裹好，征求产妇及家属的意见，是否愿意为死胎进行遗体告别，共同尊重生命的尊严，让产妇和家属得到安慰，并做好相关记录。

（莫洁玲）

第八章
妊娠合并症妇女的护理

【重点、难点提示】

心 脏 病

一、妊娠和分娩对心脏病的影响

1. 妊娠期　孕妇的血容量增加,心率增快,心搏出量增加,心脏向左向上移位,增加心脏负担,至第32~34周达到高峰;易发生心力衰竭。

2. 分娩期　子宫收缩,腹肌、骨骼肌的收缩使回心血量增加,外周阻力增加;产妇屏气用力增加肺循环压力;胎儿娩出后,子宫收缩使大量血液突然进入体循环,腹腔内压力骤然下降,大量血液向内脏灌注,增加心脏负担。

3. 产褥期　产后72小时以内,子宫的缩复使大量血液进入体循环;组织间液体回到体循环,导致回心血量增加;产妇伤口和宫缩疼痛、分娩疲劳、新生儿哺乳等负担,仍应警惕心力衰竭的发生。

二、妊娠合并心脏病对妊娠的影响

不宜妊娠的心脏病患者一旦妊娠或妊娠后心功能恶化者,可导致流产、死胎、胎儿生长受限、早产、胎儿窘迫、新生儿窒息等。

三、妊娠合并心脏病的临床表现

1. 症状　心功能Ⅰ级者通常无明显症状,随着心功能减退,出现劳动能力下降、活动后气促、心悸、乏力、肢体肿胀;严重心力衰竭患者呼吸困难、胸闷、胸痛、咳嗽、咳痰、咯血、不能平卧、端坐呼吸、尿量减少等症状。

2. 体征　心脏扩大;有Ⅱ级以上、性质粗糙响亮且时限较长的收缩期或舒张期杂音,二尖瓣区有舒张期或舒张前期雷鸣样杂音;心力衰竭时心率加快、肝颈静脉反流征阳性、第三心音、两肺呼吸音减弱、可闻及干湿啰音、肝脏肿大、下肢水肿等。

四、护理诊断及医护合作性问题

1. 活动无耐力　与心排出量下降有关。

2. 自理能力缺陷　与心脏病活动受限及卧床休息有关。

3. 焦虑　与担心自己和胎儿的生命安全有关。

4. 有感染的危险　与机体抵抗力低下有关。

5. 潜在并发症:心力衰竭。

五、计划与实施

处理原则:积极防治心力衰竭和感染。

预期目标:孕产妇顺利完成妊娠和分娩的全过程,可以进行日常活动,未发生心力衰竭与感染;焦虑程度减轻或者消失。

（一）妊娠期护理

1. 不宜妊娠者尽早终止妊娠,继续妊娠者,则按高危妊娠处理。

2. 加强产前检查　妊娠 20 周以前,每 2 周 1 次,20 周以后每周 1 次。

3. 预防心力衰竭的发生。

（1）注意观察早期心力衰竭的表现:①轻微活动后即出现胸闷、心悸、气短;②休息时心率每分钟超过 110 次,呼吸每分钟超过 20 次;③夜间常因胸闷而坐起呼吸,或到窗口呼吸新鲜空气;④肺底部出现少量持续性湿啰音,咳嗽后不消失。

（2）充分休息。

（3）合理营养。

（4）积极预防和控制诱发心力衰竭的潜在因素。

（5）心理支持

（二）分娩期护理

1. 阴道分娩　适用于心脏功能在Ⅰ~Ⅱ级、胎儿不大、胎位正常、宫颈条件好者。

（1）第一产程:安慰产妇;密切观察产程,评估产妇的心功能状态,识别早期心力衰竭。发现心力衰竭征象,取半卧位,高浓度面罩吸氧,给予去乙酰毛花苷 0.4mg,给予抗生素。

（2）第二产程:避免用力屏气及加压腹部,阴道助产,缩短第二产程。

（3）第三产程:腹部放置沙袋 24 小时;观察产妇的血压、脉搏、子宫收缩情况;注射缩宫素并按摩宫底。心脏病孕妇禁用麦角新碱。

2. 剖宫产　有产科指征及心功能Ⅲ~Ⅳ级者,均应择期剖宫产。放宽剖宫产指征,选择连续硬膜外阻滞麻醉,麻醉剂中不加用肾上腺素,麻醉平面不宜过高。

（三）产褥期护理

预防心力衰竭的发生

（1）严密监测产妇的体温、脉搏、呼吸、血压,及早发现心力衰竭的早期征象。

（2）严格控制输液速度和输入总量。

（3）保证产妇足够的休息时间;产后 24 小时内绝对卧床休息。

（4）注意保暖,预防上呼吸道感染。

（5）心功能Ⅰ~Ⅱ级者可行母乳喂养,心功能Ⅲ级及以上者应及时回奶。

（四）急性心力衰竭的急救

1. 体位　立即使患者取半卧位或坐位,双腿下垂,以减少回心血量。

2. 吸氧　高流量(6~8L/分钟)面罩给氧或加压给氧。

3. 利尿　常用呋塞米 20~40mg 静脉推注,可快速减少血容量。

4. 强心　常用速效洋地黄制剂毛花苷丙 0.4mg 稀释后缓慢静脉注射。

5. 扩张血管　适当用血管扩张剂如硝酸甘油。

6. 镇静　常用吗啡 5~10mg 静脉推注,减轻烦躁不安。

7. 解除支气管痉挛　氨茶碱 0.25g 稀释后缓慢静脉注射可解除支气管痉挛。

糖　尿　病

一、糖尿病对母儿的影响

1. 对孕妇的影响　导致胚胎死亡、流产、妊娠期高血压疾病、感染、羊水过多、难产、产道损伤、手术产几率高。

2. 对胎儿及新生儿的影响　巨大儿发生率高;胎儿宫内生长受限和早产;胎儿畸形;新生儿呼吸

窘迫综合征;新生儿低血糖;新生儿低钙血症和低镁血症。

二、妊娠合并糖尿病的辅助检查

1. PGDM辅助检查　①空腹血浆葡萄糖:妊娠期首次检查FPG≥7.0mmol/L(126mg/dl);②75g口服葡萄糖耐量试验:服糖后2小时血糖≥11.1mmol/L(200mg/dl);③随机血糖:伴有典型的高血糖症状或高血糖危象者,随机血糖≥11.1mmol/L(200mg/dl)。

2. GDM辅助检查

(1) 75g口服葡萄糖耐量试验:诊断标准:服糖前及服糖后1、2小时的血糖值应分别低于5.1mmol/L、10.0mmol/L、8.5mmol/L(92、180、153mg/dl)。任何一项血糖值达到或超过上述标准即可诊断为GDM。

(2) 空腹血浆葡萄糖:孕妇具有GDM高危因素或者医疗资源缺乏地区,建议妊娠24~28周首选检查FPG。FPG≥5.1mmol/L,可以直接诊断GDM,不必行OGTT;FPG<4.4mmol/L,发生GDM可能性极小,暂时不行OGTT;FPG≥4.4mmol/L,且<5.1mmol/L时,应尽早行OGTT。

三、护理诊断及医护合作性问题

1. 营养失调:低于或高于机体需要量　与血糖代谢异常有关。

2. 焦虑　与担心自己和胎儿的生命安全有关。

3. 知识缺乏　缺乏饮食控制及胰岛素治疗的相关知识。

4. 有受伤的危险(胎儿)　与糖尿病可能引起胎儿异常有关。

5. 有感染的危险　与糖尿病导致抵抗力下降有关。

四、计划与实施

处理原则:积极治疗糖尿病,加强胎儿监护,适时终止妊娠。

预期目标:孕产妇未发生低血糖、感染;母婴平安。

1. 妊娠期护理

(1) GDM妇女妊娠期血糖的控制目标:餐前血糖值≤5.3mmol/L;餐后2小时血糖≤6.7mmol/L;特殊情况下可测餐后1小时血糖≤7.8mmol/L;夜间血糖不低于3.3mmol/L。

(2) 进行有效的体重管理:①营养治疗:妊娠早期热卡与正常妊娠相同;中期以后每日热卡增加200kcal,其中碳水化合物占50%~60%、蛋白质占15%~20%、脂肪占25%~30%,以不饱和脂肪为主;多选用富含膳食纤维的燕麦片、荞麦面等粗杂粮,以及新鲜蔬菜、水果、藻类食物等;理想的效果是孕妇无饥饿感,血糖控制在正常水平;②运动:选择一种低至中等强度的有氧运动,每周3~4次,餐后30分钟进行;③保持良好的生活方式;④用药:选择个体化的胰岛素治疗方案;⑤胎儿宫内健康状况监测。

2. 分娩期护理

严密监测血糖、尿酮体水平,每1~2小时监测血糖。采用糖尿病饮食,提供足够的葡萄糖。密切监测宫缩、胎心变化,尽量缩短产程。产程中应停用所有皮下注射胰岛素,根据血糖值维持小剂量胰岛素静脉滴注,以维持血糖水平在5.6mmol/L。

3. 产褥期护理

(1) 积极监测与控制血糖:①用药:产后胰岛素用量应减少至分娩前的1/3~1/2;②观察有无低血糖的表现;③进行有效的体重管理;④指导产妇及家属做好自我血糖监测及低血糖的表现。

(2) 预防产褥感染:注意观察产妇的体温,每日测体温4次;保持皮肤和会阴部清洁,注意保暖;鼓励母乳喂养。

(3) 新生儿护理:严密监测血糖变化,出生后30分钟内行末梢血糖监测。无论出生时体重多少,均按高危儿处理。

病毒性肝炎

一、病毒性肝炎对妊娠、分娩的影响

病毒性肝炎可加重早孕反应;妊娠期高血压疾病的发病率增高;产后出血率增高;DIC 发生率增加;胎儿畸形的发生率增高,流产、死胎、死产、早产及新生儿死亡率等也较正常妊娠为高。

二、妊娠合并病毒性肝炎的传播方式

1. 甲型肝炎病毒　主要经粪-口途径传播,分娩过程中接触母体血液或吸入羊水及粪便污染可导致新生儿感染。

2. 乙型肝炎病毒　可经消化道以及输血、血液制品、注射用具等传播。母婴传播是主要的传播途径,可通过胎盘、母亲的血、羊水、乳汁、汗液、唾液或阴道分泌物传播。

3. 丙型肝炎病毒　传播方式与 HBV 相似。

4. 丁型肝炎病毒　必须同时与 HBV 感染,传播方式基本与 HBV 相同。

5. 戊型肝炎病毒　传播途径及临床表现与 HAV 相似,易急性发作。

6. 庚型肝炎病毒　慢性乙、丙型肝炎患者易发生 HGV 感染。可发生母婴传播。

三、妊娠合并乙型病毒性肝炎的辅助检查

乙型病毒性肝炎:检查血清中 HBV 标志物。①乙型肝炎表面抗原(HBsAg):是 HBV 感染的特异性标志,其滴度与乙型病毒性肝炎传染性强弱相关,用于预测抗病毒治疗效果;②乙型肝炎表面抗体(HBsAb):是保护性抗体,表示机体有免疫力,不易感染;③乙型肝炎 e 抗原(HBeAg):HBV 感染肝炎细胞进行病毒复制时产生。其阳性被视为存在大量病毒的标志,滴度高低反映传染性的强弱。在急性 HBV 感染后,在 HBsAg 出现几日或几周后 HBeAg 出现。如果 HBeAg 存在的时间超过 12 周,被视为 HBV 慢性感染。在急性 HBV 感染的恢复期,HBeAg 是第一个转阴的标记物;④乙型肝炎 e 抗体(HBeAb):血清中病毒颗粒减少后消失,传染性减低;⑤乙型肝炎核心抗体(HBcAb):分为 IgM 型和 IgG 型,IgM 型阳性见于急性乙型肝炎及慢性乙型肝炎急性活动期,IgG 型阳性见于恢复期和慢性 HBV 感染;⑥ HBV DNA:主要用于观察抗病毒药物疗效和判断传染性大小。

四、护理诊断及医护合作性问题

1. 营养失调:低于机体需要量　与食欲下降、厌油、呕吐等有关。

2. 焦虑　与担心胎儿被传染病毒性肝炎及不能母乳喂养有关。

3. 知识缺乏　缺乏有关病毒性肝炎传播和隔离等方面的知识。

4. 潜在并发症:肝性脑病、产后出血。

五、计划与措施

1. 妊娠期护理　①定期产前检查:慢性 HBV 感染者妊娠后,如无肝炎临床症状,每 1~2 个月复查 1 次。如 ALT 升高但不超过 80U/L,无胆红素水平高时,间隔 1~2 周复查。如 ALT 升高超过 80U/L,或胆红素水平升高,需相关专业医师会诊,必要时住院治疗,严重时需终止妊娠;②防止病情恶化:减少工作量,避免重体力劳动,每日应睡足 9 小时;进食高蛋白、高维生素、足量碳水化合物、低脂肪食物,并多食用新鲜蔬菜和水果,保持大便通畅;根据病情使用肌酐等保肝药物;③严格消毒隔离:对孕妇所使用过的诊断室、器械、检查床、床单等进行严格的消毒灭菌;④介绍疾病相关知识:向孕妇及其家属介绍有关知识以及注意事项。同时教会消毒隔离的方法。

2. 分娩期护理　①密切观察产程进展和病情变化;②正确处理产程:必要时行阴道助产,缩短第二产程;避免软产道损伤及新生儿产伤等引起母婴传播。胎肩娩出后用缩宫素以防止产后出血;③严格隔离和消毒灭菌。

3. 产褥期护理　①防止产后出血:观察子宫收缩及阴道流血情况,准确、及时使用宫缩剂;②预防和控制感染:按医嘱使用对肝脏损害较小的抗生素控制感染,防止肝炎病情恶化;③指导母乳喂养。

4. 新生儿的特殊护理　孕妇 HBsAg 阴性时,无论 HBV 相关抗体如何,新生儿出生后、1 个月、6 个月接种乙型肝炎疫苗。对 HBsAg 阳性母亲的新生儿,接种乙型肝炎疫苗同时应在出生后 24 小时内尽早注射乙型肝炎免疫球蛋白(HBIG),计量 100~200IU。

妊娠合并贫血

一、妊娠合并缺铁性贫血对母儿的影响

1. 重度贫血时贫血性心脏病,心力衰竭;胎盘缺氧易发生妊娠期高血压疾病;产后可发生出血;贫血严重者常伴有营养不良、蛋白质含量低、抗体不足,使机体易发生感染。

2. 严重贫血本身可致子宫缺血缺氧,胎盘灌注不足,可引起胎儿生长受限,甚至可引起早产、胎儿窘迫、新生儿窒息、死胎及死产等。

二、妊娠合并贫血的护理评估

1. 了解孕妇既往有无慢性失血性疾病史,有无长期偏食,孕早期呕吐、胃肠功能紊乱等导致营养不良的病史;了解是否铁摄入不足;询问是否有饮食不当、吸收不良或代谢性障碍的病史。

2. 轻者多无明显症状,重者有乏力、头晕、耳鸣、心悸、气短、倦怠、食欲缺乏、腹胀腹泻等症状,以及出现贫血性心脏病、妊娠期高血压疾病性心肌病、胎儿窘迫、胎儿生长受限、早产等并发症的相应症状。重者还表现为口角炎、舌炎、皮肤毛发干燥无光泽、脱发、指甲脆薄等体征。部分孕妇可出现脾脏轻度肿大。

3. 辅助检查

(1) 血象:血红蛋白 <110g/L,红细胞 $<3.5 \times 10^{12}$/L;红细胞比容 <0.30,红细胞平均体积(MCV) <80fl,红细胞平均血红蛋白浓度(MCHC)<0.32。

(2) 血清铁测定:血清铁 <6.5μmol/L,正常成年妇女血清铁 7~27μmol/L。

(3) 骨髓检查:骨髓象为红细胞系统增生活跃,中、晚幼红细胞增多。

4. 心理社会评估。

三、护理诊断及医护合作性问题

1. 活动无耐力　与红细胞减少导致携带氧能力受损有关。

2. 有感染的危险　与组织低氧血症、白细胞数异常导致机体抵抗力下降有关。

3. 有受伤的危险　与出血倾向、白细胞减少有关。

4. 焦虑　与担心胎儿及自身安全有关。

5. 潜在并发症:出血、心力衰竭。

性传播疾病

一、妊娠合并性传播疾病的病因

1. 淋病是由革兰氏阴性的淋病奈瑟菌感染引起的泌尿生殖系统化脓性炎症,分娩时由母亲传给胎儿。淋病奈瑟菌为革兰阴性双球菌,离开人体不易生存,喜潮湿环境,离体后在完全干燥的情况下 1~2 小时死亡。

2. 梅毒是由苍白密螺旋体引起的慢性全身性的性传播疾病。苍白密螺旋体在体外干燥条件下不易生存,但耐寒力强。

3. 艾滋病是由人免疫缺陷病毒感染引起的一种以人体免疫功能严重损害为临床特征的高度传染性疾病。HIV 病毒主要破坏 T_4 淋巴细胞,使整个依赖 T_4 细胞调节的各种免疫反应均处于抑制状态。

二、传播途径

1. 淋病　性接触感染为主要的传播途径,约占成人淋病的 99%~100%。间接传播比例较少,可通过淋病分泌物污染的衣物、便盆、毛巾、浴盆等物品及消毒不彻底的器械感染。

2. 梅毒 性接触传播为主要的传播途径,通过输入含有梅毒螺旋体的血液或用未消毒的医疗器械等感染。人是梅毒的唯一传染源,未经治疗的病人在感染后 1 年内最具传染性,病期超过 4 年者基本无传染性。患梅毒的孕妇即使病期超过 4 年,仍可通过胎盘感染给胎儿,引起先天梅毒。

3. 艾滋病 HIV 主要存在于感染者的体液,如血液、精液、阴道分泌物、眼液、尿液、乳汁、脑脊液中,可经同性及异性性接触直接传播;其次为血液传播,多见于吸毒者共用注射器,接受 HIV 感染的血液、血制品,接触 HIV 感染者的血液、黏液;HIV 感染之孕妇在妊娠期可通过胎盘传染给胎儿,或分娩时经过软产道和出生后经母乳喂养感染新生儿。

三、妊娠合并性传播疾病的临床表现

1. 淋病 潜伏期 3~7 日,以生殖、泌尿系统黏膜柱状上皮与移行上皮的化脓性感染为主要表现。感染淋病后 1~14 日出现尿频、尿急、尿痛等急性尿道炎症状,白带呈黄色、脓性,外阴红肿、有烧灼样疼痛。若病情继续发展,可发生子宫内膜炎、急性输卵管炎、盆腔脓肿、弥漫性腹膜炎,甚至中毒性休克。若急性淋病未经治疗可逐渐转为慢性淋病。患者表现为慢性尿道炎、慢性宫颈炎、慢性输卵管炎等。

2. 梅毒 潜伏期 2~4 周。一期梅毒可见发生于生殖器官的无痛溃疡性硬下疳病灶,伴有局部淋巴结肿大;梅毒螺旋体由硬下疳附近的淋巴结进入血液扩散到全身,使几乎所有的组织及器官均受侵,称为二期梅毒。二期梅毒可见梅毒疹,肛周、外阴出现扁平湿疣,全身淋巴结肿大;三期梅毒表现为永久性皮肤黏膜损害,晚期可侵犯心血管、神经系统等重要脏器,严重危及患者生命。

3. 艾滋病 潜伏期 1~5 年或更长,早期常无明显症状,部分患者有原因不明的淋巴结肿大,颈、腋窝处最为明显。发病后,表现为全身性、进行性病变,临床表现为免疫缺陷所致的机会性感染和少见的恶性肿瘤,如不明原因的发热、乏力、消瘦、胸痛、咳嗽、呼吸困难、慢性腹泻、体重下降、头痛、人格改变等。罕见的恶性肿瘤如卡波西肉瘤最为常见。

四、护理诊断及医护合作性问题

1. 有受伤的危险(胎儿) 与性传播疾病所致的宫内感染有关。
2. 焦虑 与担心胎儿宫内安危及自身疾病的预后有关。
3. 自我形象紊乱 与患性传播疾病后感到自卑有关。
4. 知识缺乏 缺乏对疾病传播性以及预后的认识。
5. 社交孤立 与个人对疾病认识不足及周围环境对患者的不认同有关。

【自 测 试 题】

A1 型题

1. 妊娠合并心脏病孕妇,最易发生心力衰竭的时期是
   A. 妊娠 20~24 周   B. 妊娠 28~30 周   C. 妊娠 32~34 周
   D. 妊娠 36~38 周   E. 妊娠 38 周以上

2. 孕早期心脏病患者,决定是否能继续妊娠的重要依据是
   A. 心脏病种类   B. 心脏病变部位   C. 心功能分级
   D. 心脏病病程   E. 有否以往生育史

3. 妊娠合并心脏病孕产妇的护理,**错误**的是
   A. 给予低盐易消化无刺激饮食   B. 注意保暖
   C. 注意胎心音   D. 胎儿娩出后产妇腹部放置沙袋
   E. 宫缩乏力可用麦角新碱

4. 妊娠合并心脏病者,早期心衰表现不包括

A. 轻微活动后即出现胸闷、心悸、气短

B. 休息时,心率每分钟超过 110 次

C. 休息时,呼吸每分钟超过 20 次

D. 肺底部出现湿啰音,咳嗽后消失

E. 夜间常因胸闷而坐起呼吸,或到窗口呼吸新鲜空气

5. 关于妊娠合并糖尿病分娩后的处理,**错误**的是

   A. 所生婴儿一律按早产儿处理

   B. 预防产褥期感染,保持皮肤清洁

   C. 一般不主张母乳喂养

   D. 产后不宜使用避孕药及宫内避孕器具

   E. 产后 24 小时内应按医嘱及时调整胰岛素剂量

6. 有关妊娠期糖尿病对胎、婴儿影响的叙述,**错误**的是

   A. 急性发生率增加
                  B. 巨大儿发生率增加

   C. 易发生新生儿呼吸窘迫综合征
     D. 易发生新生儿低胰岛素血症

   E. 易导致胎死宫内

7. 有关妊娠合并病毒性肝炎产妇的新生儿护理,正确的是

   A. 产妇 HBsAg 阴性时,新生儿出生后不用接种乙型肝炎疫苗

   B. 产妇 HBsAg 阴性时,新生儿出生后接种乙型肝炎疫苗

   C. 产妇 HBsAg 阳性时,不接种乙型肝炎疫苗,尽早注射乙型肝炎免疫球蛋白(HBIG)

   D. 产妇 HBsAg 阳性时,接种乙型肝炎疫苗,同时 12 小时内注射乙型肝炎免疫球蛋白

   E. 产妇 HBsAg 阳性时,新生儿应在疫苗接种完成后一年内监测 HBV 标志物

8. 关于缺铁性贫血对妊娠的影响,下述**错误**的是

   A. 轻度贫血对妊娠影响不大
          B. 产后可发生出血

   C. 易发生胎盘剥离
               D. 胎盘缺氧易发生妊娠期高血压疾病

   E. 严重贫血可致胎儿窘迫

9. 关于妊娠合并梅毒,**错误**的是

   A. 通过输入含有梅毒螺旋体的血液或用未消毒的医疗器械等感染

   B. 未经治疗的梅毒病人在感染后 2 年内最具传染性

   C. 梅毒的孕妇即使病期超过 4 年,仍可通过胎盘感染给胎儿

   D. 梅毒病期超过 4 年者基本无传染性

   E. 人是梅毒的唯一传染源

10. 人免疫缺陷病毒(HIV)传播途径,下述哪项**不包括**

   A. 性接触
               B. 输血
              C. 母婴

   D. 握手
               E. 共用注射器

A2 型题

11. 经产妇 32 岁,孕 39 周,枕左前位,合并先天性心脏病,心功能Ⅱ级,规律宫缩 8 小时,宫口开大 7cm,S+1,正确的处理是

   A. 行剖宫产术

   B. 给予毛花苷丙

   C. 给予缩宫素,加强子宫收缩

   D. 吸氧、使患者取半卧位或坐位

   E. 严密观察产程,宫口开全后阴道助产,缩短第二产程

12. 初孕妇 30 岁,孕 37 周,有规律宫缩,宫口开大 6cm,S+1,该孕妇于妊娠 24 周诊断为妊娠合并糖尿病,因饮食运动治疗无效而皮下注射胰岛素控制血糖,无头痛、头晕、视物模糊等症状。其正确的护理措施是

  A. 不需要糖尿病饮食

  B. 严格控制葡萄糖的摄取

  C. 继续皮下注射胰岛素

  D. 维持血糖水平在 5.8mmol/L

  E. 根据血糖值维持小剂量胰岛素静脉滴注

13. 王女士,初产妇 25 岁,妊娠 30 周,有慢性 HBV 感染病史,ALT 78U/L,胆红素 10μmol/L,以下处理措施正确的是

  A. 口服保肝药物   B. 终止妊娠

  C. 需要休息   D. 住院治疗

  E. 隔离,静脉点保肝药物

14. 某女,25 岁,孕 30 周,轻微活动后自感心悸、气短、护理困难,休息后无不适,心功能应为

  A. I 级   B. II 级   C. III 级

  D. IV 级   E. V 级

15. 李某,27 岁,孕 9 周,皮肤黏膜苍白,皮肤毛发干燥无光泽,主诉乏力、头晕、耳鸣,血红蛋白,85g/g,血细胞比容 0.18。下列孕期健康指导内容**错误**的是

  A. 铁剂需饭后服用

  B. 血红蛋白正常后,仍需服用铁剂

  C. 评估胎儿宫内生长发育状况

  D. 列为高危妊娠

  E. 服用铁剂胃肠道反应较轻者,不需同服维生素 C

16. 李女士 29 岁,妊娠期患淋病未经治疗,足月阴道分娩一女婴,护士应为新生儿提供的护理措施是

  A. 不需进行任何措施   B. 消毒浸泡消毒新生儿

  C. 预防性用青霉素   D. 1% 硝酸银液滴眼

  E. 阴道分泌物进行淋菌培养

A3/A4 型题

(17~21 题共用题干)

某孕妇,30 岁,孕 32 周,妊娠合并心脏病,心功能II级,活动时心悸、气短、心动过速等症状,听诊有舒张期杂音,无心力衰竭症状。

17. 妊娠期最易发生心衰的时期为

  A. 孕 28~30 周   B. 孕 30~32 周   C. 孕 32~34 周

  D. 孕 34~36 周   E. 孕 36~38 周

18. 妊娠期护理措施**不正确**的是

  A. 多运动,以增加机体的抵抗力   B. 多休息,睡眠取左侧卧位

  C. 进食营养丰富的食物   D. 每天食盐不超过 4~5g

  E. 指导孕妇注意保暖

19. 分娩期正确的护理措施有

  A. 胎儿娩出后,立即腹部放置沙袋持续压迫 12 小时

  B. 预防心衰,遵医嘱使用强心药物

C. 第二产程鼓励产妇用力屏气,缩短产程

D. 评估产妇的心功能状态

E. 胎儿娩出后应立即用麦角新碱

20. 产褥期护理**不正确**的是

A. 密切观察心功能变化,预防心衰　　　　B. 保证产妇充分休息,禁止哺育婴儿

C. 使用抗生素预防感染　　　　　　　　　D. 保持外阴清洁,定期产后检查

E. 出院后,定期产后检查

21. 若分娩期突然心悸、气短、呼吸困难、口唇发绀,心率130次/分,呼吸30次/分,双肺湿啰音,正确的护理措施是

A. 去枕平卧　　　　　　　　　　　　　　B. 低流量持续吸氧

C. 立即剖宫产术　　　　　　　　　　　　D. 甘露醇利尿

E. 用洋地黄制剂毛花苷丙

病例分析

李某,27岁,初孕妇,孕38周,妊娠35周时超声检查发现羊水过多,未见明显畸形。查体:血压130/80mmHg,宫高34cm,胎心率140次/分,评估胎儿体重大于妊娠周数,孕妇肥胖,近期有多饮、多尿、多食症状。产妇住院当天自然分娩一女婴。

(1) 首先考虑的临床诊断是什么?

(2) 可能的护理诊断/问题是什么?

(3) 简述产后护理要点。

【参考答案】

1. C　　2. C　　3. E　　4. D　　5. C　　6. D　　7. B　　8. C　　9. B　　10. D

11. E　12. E　13. C　14. C　15. E　16. D　17. C　18. A　19. D　20. B

21. E

病例分析

(1) 首先考虑的临床诊断是妊娠合并糖尿病

(2) 可能的护理诊断/问题

营养失调:低于或高于机体需要量　与血糖代谢异常有关。

焦虑　与担心自己和胎儿的生命安全有关。

知识缺乏　缺乏饮食控制及胰岛素治疗的相关知识。

有受伤的危险(胎儿)　与糖尿病可能引起胎儿异常有关。

有感染的危险　与糖尿病导致抵抗力下降有关。

(3) 护理措施:

1) 积极监测与控制血糖:①用药:胰岛素用量应减少至分娩前的1/3~1/2,并根据产后空腹血糖值调整;②注意观察产妇有无出汗、脉搏增快等低血糖的表现;③进行有效的体重管理:根据产后状况,制定个体的产褥期体重管理计划;④指导产妇及家属做好自我血糖监测及低血糖的表现,如有异常及时通知医生处理。

2) 预防产褥感染:注意观察产妇的体温,每日测体温4次;保持皮肤和会阴部清洁,注意保暖,防止发生感染;密切观察有无发热、恶露异常、子宫压痛等。鼓励母乳喂养,对有严重并发症不能哺乳者,应退奶,注意防止发生乳腺炎。

3) 新生儿护理:新生儿出生后应严密监测其血糖变化,建议新生儿出生后30分钟内行末梢血糖

监测。无论出生时体重多少,均按高危儿处理,注意保暖、吸氧,必要时以口服或者静脉滴注葡萄糖。

4)进行定期的产后随访:定期的产后随访、合理饮食及适当运动,鼓励母乳喂养,教会病人自我监测血糖的方法以及识别结果的意义。建议产后 6~12 周随访,进行身高、体质量、体质指数、腰围及臀围的测定,同时了解产后血糖的恢复情况。

5)产后采取合适的避孕措施,建议使用安全套,不宜使用避孕药及宫内避孕器具。

6)心理护理:护士应提供机会与孕产妇讨论其面临的问题,鼓励其说出内心感受与担心,协助其澄清错误的观念,鼓励孕产妇以积极的方式面对压力、解决问题。

(崔仁善)

第九章
妊娠期并发症妇女的护理

【重点、难点提示】

流　产

流产是指凡妊娠不足 28 周、胎儿体重不足 1000g 而终止者。流产发生于妊娠 12 周以内者称为早期流产,发生于妊娠 12 周至 28 足周之间者称为晚期流产。

(一) 病因

染色体异常是自然流产的主要原因。

(二) 病理

妊娠 8 周内,因胎盘绒毛发育不成熟,与底蜕膜联系不牢固,此时发生的流产,出血不多。妊娠 8~12 周时,胎盘绒毛发育茂盛,与底蜕膜联系较牢固,若此时发生流产,出血较多。妊娠 12 周后,胎盘完全形成,若发生流产,往往先有腹痛,然后排出胎儿和胎盘。

(三) 护理评估

1. 健康史　了解停经史、早孕反应;了解有无腹痛及其部位、性质和程度;阴道出血的量及持续时间;有无妊娠产物排出。

2. 身体状况

(1) 先兆流产:停经后出现少量阴道流血,无腹痛或轻微下腹痛。妇检:宫口未开,胎膜未破,子宫大小与停经周数相符。

(2) 难免流产:一般由先兆流产发展而来,阴道流血量增多,阵发性腹痛加剧。妇检:宫颈口已扩张,子宫大小与停经周数相符或略小。

(3) 不全流产:部分妊娠产物已排出体外,剩余部分仍残留于子宫内或嵌顿于宫颈口处,影响子宫收缩,导致阴道出血不止,严重时可引起失血性休克。妇检:宫颈口扩张,子宫一般小于停经周数。

(4) 完全流产:妊娠产物已全部排出体外,阴道出血逐渐停止。妇检:宫颈口已关闭,子宫接近正常大小。

(5) 特殊流产:①稽留流产:又称为过期流产。指胚胎或胎儿已经死亡,但滞留于宫腔内尚未自然排出。表现为早孕反应消失,子宫缩小;妊娠中期者感胎动消失;②习惯性流产:指连续自然流产 3 次或 3 次以上者;③流产合并感染:流产可并发盆腔炎、腹膜炎、败血症或感染性休克。

3. 辅助检查　妇科检查、B 超检查、妊娠试验、孕激素测定可协助判断流产类型及预后。

4. 心理 - 社会状况　孕妇多表现为焦虑、烦躁、恐惧等。

(四) 护理诊断及医护合作性问题

有组织灌注不足;有感染的危险;焦虑。

（五）计划与实施

1. 处理原则　根据流产类型进行相应的处理,并积极预防感染。

2. 护理措施　①配合医生根据流产类型进行相应处理;②注意观察患者的病情变化;③注意监测患者的体温、血象,保持会阴部清洁;④心理护理;⑤健康指导。

异 位 妊 娠

受精卵着床于子宫体腔以外称异位妊娠。分为输卵管妊娠、腹腔妊娠、阔韧带妊娠、宫颈妊娠等。其中以输卵管妊娠最为常见。

（一）病因

输卵管炎症是引起输卵管妊娠最常见的原因。

（二）病理

由于输卵管管腔狭窄,管壁薄,受精卵植入后不能形成完好的蜕膜,不利于胚胎的生长发育,当输卵管妊娠发育到一定程度,常可发生:①输卵管妊娠流产;③陈旧性宫外孕;③继发性腹腔妊娠。

（三）护理评估

1. 健康史　准确判断停经时间;了解患者有无腹痛及疼痛的部位、性质、程度;阴道流血情况;了解患者有无盆腔炎症等相关病史。

2. 身体状况　①症状:典型症状为停经后发生腹痛与阴道流血。可伴有失血性休克表现;②腹部检查:下腹部有明显压痛及反跳痛,可有移动性浊音;③盆腔检查:内出血较多时,阴道后穹隆饱满,宫颈抬举痛或摇摆痛,检查子宫有漂浮感。

3. 辅助检查

(1) 阴道后穹隆穿刺:是一种简单可靠的诊断方法。

(2) 妊娠试验:血 β-hCG 多为阳性。

(3) 超声检查:B 超检查有助于诊断异位妊娠。

(4) 腹腔镜检查:此为异位妊娠诊断的金标准。

4. 心理 - 社会状况　表现出自责、抑郁情绪;担心和恐惧。

（四）护理诊断及医护合作性问题

疼痛;恐惧;潜在并发症:失血性休克。

（五）计划与实施

1. 处理原则:以手术治疗为主。

2. 接受急诊手术患者的护理　立即建立静脉通道,做好输液、输血准备,迅速做好术前准备。

3. 接受限期手术及保守治疗患者的护理　①密切观察病情变化;②用药护理;③指导患者卧床休息;④指导患者摄取高铁、高蛋白食物。

4. 心理护理　为患者介绍疾病及治疗相关知识。

5. 健康指导　指导患者保持良好的卫生习惯;指导患者出院后坚持每周复查血 hCG 水平。

前 置 胎 盘

妊娠 28 周以后,胎盘附着于子宫下段,甚至胎盘下缘达到或覆盖宫颈内口,其位置低于胎儿先露部,称为前置胎盘。

（一）病因

目前尚未明确。

（二）分类

根据胎盘下缘与宫颈内口的关系,将前置胎盘分为:①完全性前置胎盘又称为中央性前置胎盘;

②部分性前置胎盘;③低置胎盘。

(三) 对母儿的影响

胎盘植入、产后出血、产褥感染、围产儿死亡率及早产率高。

(四) 护理评估

1. 健康史　了解孕妇有无人工流产、子宫手术、子宫内膜炎症等相关疾病史;妊娠过程中是否出现过无诱因、无痛性反复阴道流血。

2. 身体状况　①症状:前置胎盘的典型症状是妊娠晚期或临产时发生无诱因、无痛性反复阴道流血;②体征:子宫软,无压痛,大小与妊娠周数相符。胎先露高浮,易并发胎位异常。

3. 辅助检查　B超是目前最安全、有效的首选检查方法。

4. 心理 - 社会状况　孕妇及家属紧张、恐惧、手足无措。

(五) 护理诊断及医护合作性问题

组织灌注量不足;有感染的危险;有受伤的危险(胎儿);焦虑;潜在并发症:失血性休克。

(六) 计划与实施

1. 处理原则　应根据孕妇的具体情况而采取期待疗法或终止妊娠。

2. 护理措施

(1) 维持有效的组织灌注量:监测生命体征,建立静脉通道,协助配血,输血、输液。

(2) 纠正贫血。

(3) 预防感染:保持会阴局部清洁、干燥;严密观察与感染有关的征象,必要时遵医嘱予抗生素预防感染。

(4) 保障母婴安全:左侧卧位;减少刺激;遵医嘱吸氧,使用宫缩抑制剂,必要时予镇静剂。监测胎儿宫内情况,孕周小于 34 周者需终止妊娠,肌内注射地塞米松。

(5) 需立即终止妊娠者的护理:做好剖宫产术前准备,并做好处理产后出血和抢救新生儿的准备。

(6) 心理护理:协助孕妇及家属选择适合自己的治疗方案。向孕(产)妇及家属讲解前置胎盘相关知识。

(7) 健康指导:加强孕期管理,做到早期诊断,正确处理。

胎盘早期剥离

妊娠 20 周后或分娩期,正常位置的胎盘在胎儿娩出前部分或全部从子宫壁剥离,称为胎盘早期剥离。

(一) 病因

目前尚不十分清楚。

(二) 病理

胎盘早剥的主要病理变化为底蜕膜出血并形成血肿,使胎盘自附着处剥离。可分为显性、隐性、混合性 3 种。内出血严重时,可导致子宫胎盘卒中和弥散性血管内凝血(DIC)。

(三) 护理评估

1. 健康史　了解孕妇有无妊娠期高血压疾病、慢性肾炎、外伤史等胎盘早剥高危因素;详细询问本次妊娠过程中的腹痛及阴道流血情况;评估有无贫血及休克征象。

2. 身体状况　胎盘早剥主要表现为妊娠晚期突然发生腹部持续性疼痛,伴有或不伴有阴道流血。根据病情严重程度,可将胎盘早剥分为 3 度。

Ⅰ度:胎盘剥离面小,无明显腹痛或伴轻微腹痛,贫血体征不明显。腹部检查:子宫软,胎位清楚,胎心率正常。

Ⅱ度:胎盘剥离面占胎盘面积的 1/3 左右。疼痛程度与胎盘后积血量呈正比。贫血程度与阴道流血量不相符。腹部检查:子宫大于妊娠周数,胎盘附着处压痛明显,胎位可扪及,胎儿存活。

Ⅲ度:剥离面超过胎盘面积的 1/2。可出现面色苍白、四肢湿冷、脉搏细数及血压下降等休克征象,休克程度多与阴道流血量不相符。腹部检查:子宫硬如板状,宫缩间歇时仍不能松弛,胎位扪不清楚,胎心消失。

3. 辅助检查　B超检查在胎盘与子宫壁之间可见边缘不清楚的液性低回声区,胎盘增厚或胎盘边缘裂开。

4. 心理-社会状况　孕妇表现出高度的紧张和恐惧;家属常表现为惊慌失措,应对能力明显下降。

(四)护理诊断及医护合作性问题

潜在并发症:DIC、失血性休克、产后出血;有受伤的危险(胎儿);恐惧。

(五)计划与实施

1. 处理原则　纠正休克,及时终止妊娠。

2. 护理措施

(1) 及时纠正休克:迅速建立静脉通道,遵医嘱积极补充血容量,及时输注新鲜血液。

(2) 严密监测病情:及时发现凝血功能障碍和肾衰竭的表现,及时通知医生并配合处理。

(3) 做好终止妊娠准备:一旦确诊Ⅱ度或Ⅲ度胎盘早剥,及时做好终止妊娠准备。

(4) 预防产后出血:加强产后子宫收缩及阴道流血情况监测,及时给予宫缩剂,必要时做好切除子宫的术前准备。

(5) 产褥期护理:应注意加强营养,纠正贫血;保持会阴清洁,以防感染;死产者,及时行退乳指导等。

(6) 心理护理:护士应以亲切的态度和切实的行动取得孕(产)妇及家属的信任,缓解孕(产)妇及家属的恐惧感。

(7) 健康指导:提高孕(产)妇的自我保健意识,下次妊娠时定期接受产前检查。

胎 膜 早 破

胎膜早破指在临产前发生胎膜破裂,胎膜早破时孕周越小,围生儿预后越差,可导致早产、胎盘早剥、脐带脱垂、新生儿呼吸窘迫综合征、母婴感染,增加围产儿死亡率。

(一)胎膜早破的评估

孕妇的自觉症状有突感较多液体从阴道流出,检查时上推胎先露,可见流液增多;阴道流出液 pH 值检查,羊水的 pH 为 7.0~7.5,正常阴道液 pH 值为 4.5~5.5,若液体的 pH 值≥6.5 时即可视为阳性,提示胎膜早破的可能性大。

(二)胎膜早破的护理

1. 预防感染　通过观察孕妇体温、脉搏等生命体征的变化,观察羊水的气味和颜色、阴道分泌物有异味、白细胞计数增多等迹象来判断是否有感染征象。做好会阴部的清洁,每日用消毒液擦洗外阴 2 次,保持孕妇外阴部清洁,及时更换会阴垫。对破膜超过 12 小时的孕妇,遵医嘱预防性使用抗生素。

2. 保障母婴安全　发生胎膜早破而胎先露未衔接者,应取平卧位或侧卧位卧床休息,垫高臀部,避免脐带脱垂造成胎儿缺氧。监测胎心率的变化并嘱孕妇做胎动计数。足月胎膜早破者,若未临产,但出现发热、胎儿宫内窘迫等明显的羊膜腔感染体征,应报告医师,遵医嘱立即使用抗生素,并做好终止妊娠的准备。

3. 对于未足月胎膜早破者,若胎肺不成熟,无明显感染体征及胎儿窘迫,考虑期待疗法。若胎肺成熟或有明显临床感染征象,则做好终止妊娠的准备。

4. 对于妊娠 <34 周的胎膜早破,1 周内可分娩者,遵医嘱给予地塞米松 6mg,肌内注射,每日一次连续 2 日,促胎肺成熟。对孕龄 >34 周,可以不保胎,顺其自然,不必干预。已临产或孕龄达 37 周,破膜 12~18 小时尚未临产者,均可采取积极措施,尽快结束分娩。当胎肺成熟或发现孕妇有明显临床感染征象,在抗感染的同时,应配合医师选择适宜的方式终止妊娠。

5. 心理护理　向孕妇及其家属讲解胎膜早破的原因、治疗护理要点及注意事项,减轻或消除孕妇及其家属的紧张和恐惧心理。

妊娠期高血压疾病

妊娠期高血压疾病是妊娠期特有的疾病,包括妊娠期高血压、子痫前期、子痫、慢性高血压并发子痫前期及妊娠合并慢性高血压。以高血压、蛋白尿、水肿为主要症状,可伴有全身多器官功能损害或衰竭,重者可出现抽搐、昏迷甚至死亡。

(一) 高危因素与病因

1. 高危因素　初产妇、孕妇年龄小于 18 岁或超过 35 岁、多胎妊娠、妊娠期高血压疾病史及家族史等均可增加妊娠期高血压疾病的发病风险。

2. 病因　至今尚未阐明。

(二) 病理

本病的基本病理变化是全身小动脉痉挛。

(三) 护理评估

1. 健康史　详细询问患者有无高血压或妊娠期高血压疾病的家族史;既往有无原发性高血压、肾炎、糖尿病等疾病史;妊娠前及妊娠 20 周前有无水肿、高血压、蛋白尿等征象。

2. 身体状况

(1) 妊娠期高血压:妊娠期首次出现收缩压≥140 和(或)舒张压≥90mmHg,产后 12 周后即可恢复;尿蛋白(−);可伴有上腹部不适或血小板减少。产后方可确诊。

(2) 子痫前期:①轻度:妊娠 20 周后出现收缩压≥140 和(或)舒张压≥90mmHg;尿蛋白≥300mg/24h 或(+);②重度:收缩压≥160 和(或)舒张压≥110mmHg;尿蛋白≥2.0g/24h 或(++)~(++++);血肌酐 >106μmol/L;血小板 <100×10^9/L;血 LDH 升高;血清 ALT 或 AST 升高;持续性头痛或视觉障碍;持续性上腹部不适。

(3) 子痫:子痫前期患者发生抽搐而不能用其他原因解释。

(4) 慢性高血压并发子痫前期:高血压孕妇妊娠 20 周前无蛋白尿,而 20 后出现蛋白尿≥300mg/24h;高血压孕妇妊娠 20 周后突然出现尿蛋白增加或血压进一步升高或血小板 <100×10^9/L。

(5) 妊娠合并慢性高血压:妊娠期首次诊断高血压,并持续至产后 12 周以后;妊娠前或妊娠 20 周前舒张压≥90mmHg,妊娠期无明显加重。

3. 辅助检查　尿蛋白测定、血液检查、眼底检查、心电图、超声心动图、胎盘功能、胎儿成熟度等检查判断患者病情变化及预后。

4. 心理 - 社会状况　随着病情进展,患者及家属会感到紧张、焦虑;若发生子痫,患者家属会感到恐惧,担心母婴生命安全。

(四) 护理诊断及医护合作性问题

有受伤的危险;潜在并发症:胎盘早剥、肾衰竭;焦虑。

(五) 计划与实施

1. 处理原则　休息、镇静、解痉、降压、合理扩容和必要时利尿,密切监测母儿状态,适时终止妊娠。

2. 护理措施

(1) 妊娠期高血压患者的护理:①休息与睡眠:保证充足的睡眠(≥10 小时 / 日),以左侧卧位为宜;②间断吸氧;③饮食指导:指导孕妇摄入足够的蛋白质(>100 克 / 日)、蔬菜,补充维生素、铁和钙剂。水肿不明显者不必严格限制食盐;④密切监测母儿状况:发现病情加重及时通知医生进行处理。

(2) 子痫前期患者的护理:①一般护理:住院卧床休息,左侧卧位。保持病室安静暗淡,限制陪伴和探视人数,治疗护理操作应尽量集中进行。床旁准备抢救物品;②密切监测母儿状况;③硫酸镁用药护理:用药前及用药过程中应监测患者血压,注意膝腱反射必须存在、呼吸不少于 16 次 / 分、尿量每小时不少于 17ml 或每 24 小时不少于 400ml。一旦出现中毒反应,立即静脉注射 10% 葡萄糖酸钙 10ml。

(3)子痫患者的护理:①协助医生控制抽搐:硫酸镁为首选药物,必要时可加用镇静剂;②防止受伤:使用床档,保持呼吸道通畅,立即给氧;在上、下臼齿间放置一缠好纱布的压舌板,将患者的头偏向一侧,必要时用吸引器吸出喉部黏液或呕吐物;在患者昏迷或未清醒时,禁止给予一切饮食和口服药;③避免再次抽搐;④做好终止妊娠的准备。

3. 产时及产后护理

(1)产时护理:经阴道分娩者,第二产程期间避免产妇用力,尽量缩短产程;第三产程在胎儿娩出前肩后立即静脉注射缩宫素,但禁用麦角新碱,及时娩出胎盘并按摩宫底预防产后出血。

(2)产后护理:严密监测血压变化,防止发生产后子痫。

4. 心理护理　协助患者合理安排工作与生活,积极配合治疗护理措施。

5. 健康指导　加强孕期健康教育,根据病情增加产前检查的次数,加强母儿监护;并指导自数胎动,监测体重。

妊娠期肝内胆汁淤积症

妊娠期肝内胆汁淤积症(ICP)是妊娠中晚期特有的一种并发症,以皮肤瘙痒和黄疸为特征,主要危害胎儿,使围生儿发病率和死亡率增高。

(一)病因

目前尚不明确,可能与雌激素水平、遗传与环境等多种因素有关。

(二)对母儿的影响

易发生产后出血、胎膜早破、胎儿宫内窘迫、胎儿宫内死亡、自发性早产、胎儿生长受限、新生儿颅内出血以及新生儿神经系统后遗症等。

(三)护理评估

1. 健康史　询问患者有无 ICP 家族史或既往史;此次妊娠过程中有无皮肤瘙痒及黄疸,其发生时间、程度及治疗经过。

2. 身体状况　①症状:患者以皮肤瘙痒为首发症状,多发生于妊娠 30 周以后。②体征:可见皮肤抓痕,部分患者可出现轻度黄疸。

3. 辅助检查　血清总胆汁酸显著升高。门冬氨酸转氨酶(AST)与丙氨酸转氨酶(ALT)轻至中度升高。

4. 心理 - 社会状况　患者及家属常感到焦虑、紧张、烦躁不安等。

(四)护理诊断及医护合作性问题

有受伤的危险(胎儿);舒适的改变;有皮肤完整性受损的危险;焦虑。

(五)计划与实施

1. 处理原则:对症治疗,适时终止妊娠。

2. 护理措施

(1)保障胎儿安全:①增加产前检查次数,定期测定孕妇血中的胆酸、转氨酶及胆红素水平;②适当卧床休息,给予吸氧,遵医嘱予高渗葡萄糖、维生素、能量合剂等。

(2)出现下列情况应及时终止妊娠:①孕妇出现黄疸,胎龄已达 36 周;②无黄疸,胎龄已足月或胎肺已成熟;③胎盘功能明显减退或胎儿宫内窘迫。分娩方式以剖宫产为宜。产前遵医嘱补充维生素 K_1,以防产后出血。

(3)用药护理:腺苷蛋氨酸为治疗 ICP 的首选药。

(4)皮肤护理:指导患者选择纯棉衣裤,避免搔抓,洗浴用水不宜过热,勿使用肥皂擦洗。瘙痒严重者可遵医嘱给予抗组胺类药物。

（5）心理护理：讲解疾病相关知识，帮助患者及家属保持良好的心态。

（6）健康指导：指导患者饮食清淡，禁食辛辣刺激性食物及高蛋白食物；产后定期复查肝功能；不服用含有雌激素及孕激素的避孕药。

羊水量异常

一、羊水过多

妊娠期间羊水量超过 2000ml，称为羊水过多。若羊水量在数日内急剧增多，称为急性羊水过多；若羊水量在较长时间内缓慢增多，称为慢性羊水过多。

（一）病因

约 1/3 羊水过多缺乏明确原因，称为特发性羊水过多，另外 2/3 羊水过多可能与胎儿畸形、妊娠合并症及并发症等有关。

（二）护理评估

1. 健康史　了解孕妇的年龄、生育史，有无妊娠期合并症，有无先天畸形家族史等；询问本次妊娠过程中有无呼吸困难、腹痛、食欲缺乏等。

2. 身体状况

（1）急性羊水过多：较少见。多发生于妊娠 20~24 周。孕妇感腹部胀痛，呼吸困难，不能平卧。检查见腹壁皮肤紧绷发亮，皮下静脉清晰可见。子宫明显大于妊娠月份，胎位不清，胎心遥远或听不清。

（2）慢性羊水过多：较多见。多发生于妊娠晚期，孕妇仅感腹部增大较快，有轻微压迫症状，但多能忍受。子宫大于同期妊娠，子宫张力大，胎位不清，胎心遥远。

3. 辅助检查　B 超检查、甲胎蛋白测定了解羊水量和有无胎儿畸形。必要时做胎儿染色体检查，以了解有无染色体异常。

4. 心理 - 社会状况　孕妇及家属因担心胎儿可能有某种畸形而感到紧张、焦虑，甚至恐惧不安。

（三）护理诊断及医护合作性问题

有受伤的危险（胎儿）；焦虑。

（四）计划与实施

1. 处理原则　合并胎儿畸形者，应及时终止妊娠；胎儿正常者，应根据羊水增多的程度及胎龄选择终止妊娠或延长孕周；积极治疗合并症。

2. 护理措施

（1）病情观察：观察孕妇的生命体征，监测宫高、腹围和体重，以判断病情进展；观察胎心、胎动及宫缩情况，及时发现脐带脱垂和胎盘早剥征象。产后密切观察子宫收缩及阴道流血情况，以防产后出血。

（2）医护配合：行羊膜腔穿刺放羊水者，速度不宜过快，每小时约 500ml，一次放羊水量不超过1500ml。放羊水过程中，密切观察孕妇的血压、心率、呼吸变化，监测胎心、宫缩和阴道流血情况，必要时遵医嘱予镇静剂，以防早产。放羊水后，腹部放置沙袋。

（3）心理护理：合并胎儿畸形者，护士应给予同情和理解，指导其选择适宜的妊娠终止方式，协助其度过悲伤期。

（4）健康指导：为孕妇及家属讲解羊水过多的常见原因；指导其预防便秘等增加腹压的活动，以防胎膜早破。

二、羊水过少

妊娠晚期羊水量少于 300ml 称为羊水过少。羊水量少于 50ml，胎儿宫内窘迫的发生率达 50% 以上,围生儿的死亡率也高达88%,应予以高度重视。

（一）病因

羊水过少主要与羊水产生减少或羊水吸收、外漏增加有关。如胎儿畸形、胎盘功能减退、孕妇脱水、血容量不足时等。

（二）护理评估

1. 健康史　了解孕妇的月经史、生育史、用药史,有无妊娠期合并症,有无先天畸形家族史等;询问孕妇所感觉到的胎动情况。

2. 身体状况　①症状:孕妇于胎动时感觉腹痛。临产后宫缩多不协调,宫口扩张缓慢;②体征:宫高、腹围均小于同期妊娠。破膜时羊水量极少。

3. 辅助检查　B超检查是确诊羊水过少的辅助检查方法。

4. 心理-社会状况　孕妇及家属因担心胎儿可能存在某种畸形而感到焦虑、紧张,甚至恐惧不安。

（三）护理诊断及医护合作性问题

有受伤的危险(胎儿);焦虑。

（四）计划与实施

1. 处理原则　羊水过少合并胎儿畸形者,应及时终止妊娠;羊水过少,胎儿正常者,应根据羊水减少的程度及胎龄选择终止妊娠或期待治疗。

2. 护理措施

(1) 病情观察:观察孕妇的生命体征,监测宫高、腹围和体重,以判断病情进展;根据胎心、胎动、宫缩情况以及胎盘功能测定结果,及时发现并发症。

(2) 医护配合:遵医嘱及时做好终止妊娠的准备;若合并胎膜早破或产程中发现羊水过少,需进行预防性羊膜腔灌注者,应注意严格无菌操作。

(3) 心理护理:合并胎儿畸形者,护士应给予同情和理解,指导其选择适宜的妊娠终止方式,协助其度过悲伤期。

(4) 健康指导:为孕妇及家属讲解羊水过少的常见原因;指导其左侧卧位休息;教会孕妇监测胎儿宫内情况的方法和技巧。

早 产

早产是指妊娠满28周至不满37足周期间分娩。此时娩出的新生儿称为早产儿,早产儿出生体重多小于2500g,各器官发育不成熟,约有15%的早产儿于新生儿期死亡。

（一）病因

胎膜早破、绒毛膜羊膜炎,是早产的最常见诱因。

（二）护理评估

1. 健康史　详细询问孕妇有无流产史、早产史,是否存在与早产有关的诱发因素;了解此次妊娠过程中是否出现过腹痛、阴道流血等症状,及其治疗经过。

2. 身体状况　早产过程与足月产相似。

3. 辅助检查　核实孕周。

4. 心理-社会状况　孕妇及家属可能产生紧张、焦虑等情绪反应。

（三）护理诊断及医护合作性问题

有受伤的危险(新生儿);焦虑。

（四）计划与实施

1. 处理原则　胎膜未破时,尽量维持妊娠至足月;胎膜已破,应尽可能地预防新生儿合并症,提高早产儿的存活率。

2. 护理措施

(1) 用药护理：宫缩抑制剂是防治早产的主要措施，常用的宫缩抑制剂有：①β-肾上腺素能受体激动剂：如沙丁胺醇、盐酸利托君等，应注意观察药物的副作用；②硫酸镁，用药注意事项详见本章第五节；③钙拮抗剂：如硝苯地平，用药过程中注意观察孕妇血压的变化。

(2) 新生儿合并症的预防：胎心监护，并教会孕妇自数胎动，遵医嘱给予孕妇糖皮质激素，以促进胎肺成熟。

(3) 终止妊娠的准备：若早产已不可避免，分娩前应做好早产儿保暖和复苏的准备，临产后慎用镇静剂；新生儿娩出后立即结扎脐带。

(4) 心理护理：讲解早产的常见诱因，鼓励家属给予更多的陪伴，以协助孕(产)妇尽快地进入母亲角色。

(5) 健康指导：妊娠晚期避免性生活，积极治疗合并症。

【自 测 试 题】

A1 型题

1. 流产的临床过程正确的是
   A. 妊娠 8 周前的流产，多为不全流产　　　B. 妊娠 8~12 周的流产，多为完全流产
   C. 难免流产是由不全流产发展而来　　　　D. 不全流产容易发生失血性休克
   E. 稽留流产多发生在妊娠 12 周

2. 对于不全流产孕妇，一经确诊，护士需
   A. 嘱孕妇休息　　　　　　　　　　　　B. 及时做好清除宫内残留组织的准备
   C. 减少刺激　　　　　　　　　　　　　D. 加强心理护理，增强保胎信心
   E. 继续监测胚胎发育情况

3. 关于习惯性流产下列哪项是**错误**的
   A. 每次流产往往发生在相同妊娠月份　　　B. 临床过程和一般流产相同
   C. 自然流产连续发生 2 次或者以上　　　　D. 病因之一与染色体异常有关
   E. 晚期习惯性流产常因宫口松弛引起

4. 输卵管妊娠病因中，哪项不正确
   A. 慢性输卵管炎　　　　　　B. 输卵管发育异常　　　　C. 盆腔子宫内膜异位症
   D. 口服避孕药　　　　　　　E. 孕卵游走

5. 关于输卵管妊娠诊断哪项是**错误**的
   A. 有时无明显停经史　　　　　　　　　B. 后穹隆抽不出血液可排除异位妊娠
   C. 阴道有蜕膜管型排出有助诊断　　　　D. 破裂后常有晕厥和休克
   E. 盆腔检查时宫颈可有举痛

6. 护士在对输卵管妊娠患者进行护理评估时，下列叙述正确的是
   A. 患者均有停经主诉
   B. 阴道后穹隆穿刺阴性说明不存在输卵管妊娠
   C. 阴道流血量不多，说明腹腔内出血量也不多
   D. 腹腔内大量出血的患者需行腹腔镜进一步检查
   E. 出血增多、腹痛加剧、肛门坠胀感明显是患者病情发展的指征

7. 下列哪项因素与前置胎盘的发生关系最小
   A. 妊娠期高血压疾病　　　　B. 双胎妊娠　　　　　　　C. 子宫内膜炎
   D. 多次刮宫　　　　　　　　E. 受精卵发育迟缓

8. 下列哪项不符合前置胎盘的表现

    A. 先露下降受阻   B. 无痛性阴道流血

    C. 子宫下段闻及胎盘血管杂音   D. 子宫张力高,胎心音不易闻及

    E. 宫底高度与孕周相符

9. 胎盘早剥,下面哪一项描述**不准确**

    A. 附着在子宫下段的胎盘发生剥离而引起临床症状

    B. 常发生于妊娠期高血压疾病患者

    C. Ⅱ度胎盘剥离面占胎盘面积的 1/3 左右

    D. 重型胎盘早剥易诱发 DIC

    E. 胎盘早剥一旦确诊应迅速结束分娩

10. Ⅲ度胎盘早剥的临床表现正确的是

    A. 妊娠晚期无痛性阴道流血   B. 腹部柔软触诊胎位清楚

    C. 贫血程度与阴道流血量不成正比   D. 听诊胎心率正常

    E. 胎盘剥离面占胎盘面积的 1/2 左右

11. 妊娠高血压疾病患者应用硫酸镁引起中毒反应最早出现的是

    A. 呼吸次数减少   B. 膝反射消失   C. 尿量减少

    D. 心率减慢   E. 血压下降

12. 妊娠高血压疾病患者住院后突然出现抽搐时,紧急处理选择

    A. 安置暗室   B. 测血压、查眼底

    C. 即行剖宫产   D. 静脉推注 25% 硫酸镁

    E. 快速静脉点滴 20% 甘露醇

13. 妊娠期高血压疾病潜在并发症**不包括**

    A. 子宫破裂   B. 急性肾衰竭   C. 胎盘早剥

    D. 脑出血   E. 凝血功能障碍

14. 用于纠正硫酸镁中毒的药物是

    A. 肾上腺素   B. 舒喘灵   C. 可拉明

    D. 葡萄糖酸钙   E. 阿托品

15. 妊娠期高血压患者护理措施**不妥**的是

    A. 正常工作   B. 休息时以左侧卧位为主

    C. 严格限制食盐   D. 保证睡眠 6~7 小时

    E. 蛋白质摄入每天 100g 以上

16. 有关妊娠期肝内胆汁淤积症下列叙述**不正确**的是

    A. 病因目前尚不清楚   B. 临床上以皮肤瘙痒和黄疸为特征

    C. 发病率与季节有关,冬季高于夏季   D. 此病对孕妇的危害大于对胎儿的危害

    E. 是妊娠中晚期特有的并发症

17. 下列叙述正确的是

    A. 妊娠期肝内胆汁淤积症可能与雌激素、遗传及环境等因素有关

    B. 妊娠期肝内胆汁淤积症患者血清肝酶升高 AST 较 ALT 敏感

    C. 多数妊娠期肝内胆汁淤积症患者分娩后症状持续整个产褥期

    D. 大多数妊娠期肝内胆汁淤积症患者黄疸先于皮肤瘙痒发生

    E. 妊娠期肝内胆汁淤积症的发生无明显的地域和种族差异

18. 妊娠期肝内胆汁淤积症患者的治疗**不包括**

A. 缓解瘙痒症状　　　　　　B. 降低血胆酸水平　　　C. 硫酸镁解痉治疗

D. 恢复肝功能　　　　　　　E. 胎儿宫内监护

19. 若要明确是否妊娠期肝内胆汁淤积症,下列检查应首选何项

　　A. 血清总胆红素 +1 分钟胆红素　　　B. 血胆固醇

　　C. 血清胆酸　　　　　　　　　　　D. 尿胆素

　　E. 麝香草酚浊度试验

20. 妊娠期羊水量超过多少为羊水过多

　　A. 800ml　　　　　　　　　B. 1300ml　　　　　C. 1500ml

　　D. 2000ml　　　　　　　　E. 1000ml

21. 妊娠晚期羊水过少,指羊水量少于

　　A. 100ml　　　　　　　　　B. 200ml　　　　　　C. 300ml

　　D. 400ml　　　　　　　　　E. 500ml

22. 羊水过少的处理**不正确**的是

　　A. 妊娠足月者,应尽快破膜引产

　　B. 若破膜后出现胎儿窘迫的表现,估计短时间内不能结束分娩者,排除胎儿畸形后,应选择剖宫产

　　C. 剖宫产比阴道分娩可明显降低围生儿死亡率

　　D. 羊膜腔输液可防治妊娠中晚期羊水过少

　　E. 羊水过少者一律剖宫产

23. 关于羊水过少的病因有**不包括**

　　A. 胎儿先天肾缺如,肾发育不全,输尿管或尿道狭窄

　　B. 过期妊娠

　　C. 无脑儿、脊柱裂、脑脊膜膨出

　　D. 胎儿宫内发育迟缓

　　E. 无羊膜病变

24. 关于羊水过多合并正常胎儿的处理方法中**错误**的是

　　A. 症状严重者穿刺放羊水

　　B. 症状较轻者可继续妊娠

　　C. 给予前列腺素合成酶抑制剂

　　D. 一次放羊水量不超过 1500ml

　　E. 妊娠已近 37 周,胎儿成熟,则行人工破膜

25. 以下哪个因素与早产**无关**

　　A. 孕晚期发热　　　　　　B. 骨盆狭窄　　　　　C. 外伤

　　D. 子宫畸形　　　　　　　E. 前置胎盘

26. 对于先兆早产的孕妇,首要的治疗是

　　A. 控制感染　　　　　　　B. 做好接生准备　　　C. 促胎肺成熟

　　D. 抑制宫缩　　　　　　　E. 左侧卧位休息

27. 胎膜早破的病因,以下**不正确**的是

　　A. 宫颈内口松弛　　　　　　　　B. 生殖道病原微生物上行感染

　　C. 胎位异常　　　　　　　　　　D. 胎儿宫内发育迟缓

　　E. 双胎妊娠

28. 关于羊水 pH,以下正确的是

A. 7.0~7.5   B. 6.5~7.5   C. 6.0~7.5

D. 7.0~8.5   E. 4.5~5.5

29. 以下哪项不是胎膜早破保胎治疗的指针

  A. 妊娠 28~35 周   B. 羊水池深度≥3cm   C. 胎肺成熟,分娩已发动

  D. 妊娠合并心脏病   E. 无感染征象

30. 胎膜早破后处理**不正确**的是

  A. 监测胎心   B. 观察羊水性状

  C. 破膜后立即使用抗生素预防感染   D. 保持外阴部清洁干燥

  E. 嘱孕妇胎动计数

A2 型题

31. 某孕妇孕 33 周,因阴道持续流液 1 小时来医院就诊,下述不支持胎膜早破诊断的是

  A. 阴道持续性流液

  B. 肛门检查上推胎先露可见流液增多

  C. 宫缩时肛门检查触不到前羊水囊

  D. 阴道流液酸碱试纸测试呈弱酸性

  E. 羊水涂片显微镜检查可见羊齿植物叶状结晶

32. 姜女士 30 岁,停经 2 个月,正常出现早孕反应,今日少量阴道出血,轻微腹痛就诊,查体:宫口闭,子宫质软,2 个月妊娠大小,尿 hCG(+),B 超检查宫内有胎囊,大小与孕周相符,可见胎动,临床应诊断及其处理原则是

  A. 难免流产应尽早排出宫内组织   B. 先兆流产予保胎治疗

  C. 异位妊娠立即手术治疗   D. 不全流产立即清宫

  E. 稽留流产不需特殊处理

33. 28 岁已婚妇女,结婚 3 年未孕,现停经 52 日,阴道少量流血 4 日。今晨突感下腹剧痛,伴明显肛门坠胀感,Bp60/40mmHg。妇科检查:宫颈举痛明显,子宫稍大稍软,右附件区有明显触痛。本例恰当处置应是

  A. 立即行刮宫术   B. 输液输血,观察病情进展

  C. 待纠正休克后行剖腹探查术   D. 输液输血同时行剖腹探查术

  E. 给予止血药物

34. 王女士,29 岁,妊娠 32 周,少量阴道出血 5 日,无腹痛,胎心胎动正常,经 B 超提示为中央性前置胎盘,此病人可能的护理问题或护理措施是

  A. 病人因担心孕妇的健康及胎儿的安危出现恐惧心理

  B. 病人因环境的改变,住院时间长、活动限制产生焦虑情绪

  C. 观察期间禁用镇静剂

  D. 鼓励病人与其他具有焦虑情绪的病友或亲友接触

  E. 指导病人使用放松术,如听音乐、看书报

35. 张女士,孕 38 周,自感腹痛伴少量阴道出血 1 天入院。查血压 160/110mmHg,下肢水肿明显,尿蛋白(+++),持续腹痛,子宫硬如板状,胎位触不清,考虑是胎盘早剥,该孕妇首要的心理问题是

  A. 恐惧   B. 预感性悲哀   C. 焦虑

  D. 胎儿受伤的危险   E. 弥散性血管内凝血

36. 某女 35 岁,妊娠 26 周,就诊时血压 160/115mmHg,尿蛋白(++),伴大腿以下水肿,病人自觉头晕,头痛,视物模糊,既往无高血压病史,应诊断为

  A. 子痫前期轻度   B. 子痫   C. 羊水栓塞

D. 产后出血　　　　　　　　E. 子痫前期重度

A3/A4 型题

(37~40 题共用题干)

张女士,25 岁,已婚,停经 48 天,少量阴道出血 3 天,今晨突然发生右下腹剧痛,有肛门坠胀感,急来医院就诊,测脉搏 126 次/min,血压 90/60mmHg,下腹有压痛,反跳痛,肌紧张,内诊:有宫颈举痛,右附件有压痛

37. 为尽快地诊断,应采取哪项辅助检查最适宜

　　A. 尿 hCG　　　　　　　B. 诊断性刮宫　　　　　C. 阴道后穹隆穿刺

　　D. 腹腔镜检查　　　　　E. B 超检查

38. 此病人最可能的诊断是

　　A. 急性阑尾炎　　　　　B. 卵巢黄体破裂　　　　C. 急性盆腔炎

　　D. 先兆流产　　　　　　E. 输卵管妊娠破裂

39. 此病人最适宜的紧急处理是

　　A. 立即开腹手术　　　　　　　　　B. 纠正休克后再考虑手术

　　C. 输血积极抗休克　　　　　　　　D. 抗休克治疗同时行剖腹探查术

　　E. 绝对卧床休息,应用止血药物

40. 目前首要护理措施正确的是

　　A. 积极做好心理护理　　　　B. 协助生活护理　　　　C. 采取半卧位

　　D. 介绍相关知识　　　　　　E. 开放静脉通道

(41~42 题共用题干)

某孕妇,妊娠 35 周,发现阴道持续流液 9 小时,消毒阴道后检查触不到前羊水囊,上推胎先露后液体不断从宫口流出,用 pH 试纸测试为 7.20,临床诊断为胎膜早破。

41. 该孕妇不可能出现的并发症为

　　A. 宫腔感染　　　　　　B. 胎儿窘迫　　　　　　C. 脐带脱垂

　　D. 流产　　　　　　　　E. 早产

42. 如果加强下列措施后可以预防该孕妇发生胎膜早破,但除外

　　A. 加强产前检查　　　　　　　　　B. 孕期活动适度

　　C. 妊娠最后 2 个月禁止性生活　　　D. 孕期积极预防下生殖道感染

　　E. 不必治疗宫颈内口松弛

病例分析

1. 某女,34 岁,初孕。末次月经 2000 年 3 月 1 日,从孕 7 个月开始双下肢水肿,经休息不消退,近一月常有头晕头痛,自服索米痛片缓解。2000 年 11 月 20 日突然阴道流血,量同月经,伴持续性腹痛,急诊来院。查体:T37.0℃,P 100 次/分,BP150/100mmHg,心肺检查未见异常,妊娠腹型,宫高:耻上 33cm,腹壁硬,胎位触不清,胎心音未听到,双下肢水肿(+++)。实验室检查:Hb100g/L;尿蛋白(++)。

(1) 请写出疾病诊断及诊断依据。

(2) 提出主要的护理诊断。

2. 孕妇,22 岁,32 周妊娠,以往有 2 次人工流产史。早晨起床时发现阴道流血,约 150ml,检查:BP15/8kPa。腹软,无压痛。子宫底高度 31cm,头先露,胎头浮,胎心率 136 次/分。

(1) 初步诊断是什么?

(2) 为确诊,应首选的检查是什么?

(3) 入院后的处理原则及相应的护理措施是什么?

3. 已婚妇女,停经 56 日,阴道少量流血 1 日,今晨突觉左侧下腹剧痛。查面色苍白,Bp70/40mmHg。

妇检:子宫稍大稍软,宫颈举痛+,子宫有漂浮感。

(1) 写出疾病诊断。

(2) 处理原则是什么?

(3) 护理措施是什么?

4. 某女,32 岁,孕 33 周,晨起自觉阴有少许液体流出,无腹痛,急诊入院,入院检查:胎心 132 次/分,阴道未见明显液体流出。

(1) 护士如何判断是否是胎膜早破?

(2) 应如何对产妇进行护理?

【参 考 答 案】

1. D   2. B   3. C   4. D   5. B   6. E   7. A   8. D   9. A   10. C

11. B 12. D 13. A 14. D 15. C 16. D 17. A 18. C 19. C 20. D

21. C 22. E 23. E 24. C 25. B 26. D 27. D 28. A 29. C 30. C

31. D 32. B 33. D 34. E 35. A 36. E 37. C 38. E 39. D 40. E

41. E 42. E

案例分析

1. (1) 诊断:孕 1 产 0,宫内妊娠 37+5 周,子痫前期,胎盘早剥

依据:孕晚期出现高血压、水肿、蛋白尿:从孕 7 个月开始双下肢水肿,经休息不消退,近一月常有头晕头痛,BP150/100mmHg,双下肢水肿(+++),尿蛋白(++)。重度妊高征是诱发胎盘早剥的主要原因:突然阴道流血,量同月经,伴持续性腹痛腹壁硬,胎位触不清,胎心音未听到。

(2) 主要的护理诊断:①组织灌注量改变:与全身小动脉痉挛有关;②体液过多,与水钠潴留有关;③有胎儿受伤的危险:与胎盘功能受损及出血有关;④疼痛:与子宫收缩及出血有关;⑤潜在并发症:脑出血、休克;⑥焦虑:与担心妊高征对母儿的影响有关。

2. (1) 前置胎盘(2)B 超检查(3)应采取期待疗法

护理措施:绝对卧床休息,取左侧卧位;定时间断吸氧;严密观察出血情况,配血备用;遵医嘱给予补血药、宫缩抑制剂、镇静剂等;监测胎儿宫内情况;如有大出血,立即报告医生,做好术前准备、新生儿抢救准备。

3. (1) 异位妊娠破裂、失血性休克

(2) 手术治疗(输液输血的同时行剖腹探查术)

(3) 护理措施:严密观察生命体征并记录;配血,做好输血准备;保持静脉通畅,按医嘱输液;吸氧;皮试;皮肤准备;术前留置尿管;术前给药。

4. (1) 突感较多液体从阴道流出;检查未见明显前羊水囊;上推胎先露,可见流液增多;阴道流出液 pH 值检查,pH 值≥6.5 时即可视为阳性,提示胎膜早破的可能性大。

(2) 平卧位或侧卧位卧床休息,垫高臀部,避免脐带脱垂造成胎儿缺氧,监测胎心率的变化并嘱孕妇做胎动计数;观察孕妇体温、脉搏等生命体征,观察羊水的气味和颜色,阴道分泌物有无异味、白细胞计数增多等迹象来判断是否有感染征象;做好会阴部的清洁,每日用消毒液擦洗外阴 2 次,保持孕妇外阴部清洁,及时更换会阴垫。对破膜超过 12 小时的孕妇,遵医嘱预防性使用抗生素;遵医嘱给予地塞米松 6mg,肌内注射,每日一次连续 2 日,促胎肺成熟;向孕妇及其家属讲解胎膜早破的原因、治疗护理要点及注意事项,减轻或消除孕妇及其家属的紧张和恐惧心理。

(罗 阳 蒲晓芬)

第十章
异常分娩妇女的护理

【重点、难点提示】

产力、产道、胎儿及产妇精神心理因素是影响分娩的主要因素,当其中一个或一个以上因素在分娩过程中发生异常或四个因素间相互不能适应,使分娩进展受到阻碍时,称为异常分娩或难产。异常分娩的主要特征是产程进展缓慢或延长,其中最常见的因素为产力异常。在分娩过程中,难产与顺产之间并无绝对界线,可以相互转换。

(一) 产力异常

根据宫缩强度,可表现为子宫收缩乏力及子宫收缩过强两种类型,每类又分为协调性子宫收缩与不协调性子宫收缩。

1. 病因

(1) 子宫收缩乏力:最常见的病因是头盆不称或胎位异常,同时精神因素、子宫局部因素、内分泌失调等也会引起子宫收缩乏力。

(2) 子宫收缩过强:常见于经产妇、缩宫素应用不当、产妇精神过度紧张、产程延长、极度疲劳、胎膜早破及粗暴或多次宫腔内操作等。

2. 对母儿的影响

(1) 子宫收缩乏力:子宫收缩乏力使产程进展缓慢或停滞。产妇可出现体力消耗过大、产伤、产后出血、产后感染等情况。胎儿易发生宫内缺氧、窘迫,严重者发生死胎。产程延长增加手术产机会,发生新生儿产伤,新生儿窒息、颅内出血及吸入性肺炎等的几率增加。

(2) 子宫收缩过强:可出现急产或产程延长及停滞。产妇可出现软产道撕裂伤、胎盘滞留或产后出血;产褥感染及手术产的机会增加;发生羊水栓塞的危险增加。胎儿及新生儿易发生胎儿窘迫、新生儿窒息甚至胎死宫内;可致新生儿颅内出血;新生儿易发生感染;若来不及准备可致新生儿坠地,导致骨折、外伤等。

3. 护理评估

(1) 子宫收缩乏力:①健康史:重点评估宫缩相关内容;②身体状况:协调性宫缩乏力具有正常的节律性、对称性和极性,但收缩力弱,宫腔内压力低,低于15mmHg(2.0kPa),持续时间短,间歇期长且不规律导致产程进展缓慢甚至停滞。不协调性宫缩乏力表现为子宫收缩的极性倒置,宫缩不是起自两侧子宫角、宫缩的兴奋点来自子宫的一处或多处,节律不协调,宫缩时,宫底部不强,而是中段或下段强,宫缩间歇期子宫壁不能完全松弛,表现为子宫收缩不协调,这种宫缩不能使宫口扩张,先露下降,属无效宫缩;③辅助检查:阴道检查、观察胎心及宫缩、绘制产程曲线图(可出现潜伏期延长、活跃期延长、活跃期停滞、第二产程延长、胎头下降延缓、胎头下降停滞、滞产);④心理 - 社会状况:由于产程进展受阻,产程延长,产妇常表现为烦躁不安。主要需评估产妇精神状态及其影响因素,了解焦虑、恐惧程度;以前的分娩情况;产妇及其亲属对新生儿的看法;是否有良好的支持系统等。

(2) 子宫收缩过强:①健康史:了解产妇有无急产史。重点评估产妇临产时间、宫缩频率、强度及胎心、胎动情况;产程中是否使用缩宫素;②身体状况:协调性子宫收缩过强可出现急产,多见于经产妇。若存在产道梗阻或瘢痕子宫,可发生病理性缩复环或子宫破裂;不协调性子宫收缩过强可表现为强直性子宫收缩;子宫痉挛性狭窄环;③辅助检查:阴道检查;观察胎心及宫缩;④心理-社会状况:产妇临产后突感腹部宫缩阵痛难忍,子宫收缩过频、过强,无喘息之机,产程进展反而减慢。产妇有恐惧和极度无助感,担心胎儿与自身的安危。主要评估产妇紧张、恐惧程度;是否有良好的支持系统。

4. 护理诊断及医护合作性问题

(1) 子宫收缩乏力

焦虑 与产程进展不顺利,产妇担心自身及胎儿安危有关。

疼痛 与宫缩尤其是不协调性宫缩乏力有关。

疲乏 与产程延长,产妇进食少、睡眠少及体力消耗过多有关。

有感染的危险 与产程延长,多次阴道检查和(或)手术有关。

潜在并发症:产后出血。

(2) 子宫收缩过强

疼痛 与子宫收缩过强过频、痉挛性子宫收缩有关。

恐惧 与担心自身及胎儿安危有关。

有受伤的危险(母亲、胎儿) 与急产、手术产有关。

潜在并发症:子宫破裂。

5. 计划与实施

(1) 子宫收缩乏力:①处理原则:协调性子宫收缩乏力、能经阴道分娩者,在改善产妇全身状况下加强子宫收缩。不协调性子宫收缩乏力者,首先恢复子宫收缩的协调性,然后按协调性子宫收缩乏力处理。子宫收缩乏力不能经阴道分娩者,应及时行剖宫产术;②护理措施:预防宫缩乏力;改善宫缩乏力;心理护理。

(2) 子宫收缩过强:①处理原则:以预防为主,识别发生急产的高危人群和急产征兆,查找原因,及时纠正。出现宫缩过强时应抑制宫缩、并注意密切观察胎儿安危,预防并发症;②预期目标:产妇能应用减轻疼痛的常用技巧;产妇情绪稳定;母婴平安;③护理措施:积极预防宫缩过强;应用宫缩抑制剂;防止母婴受伤;提供心理支持。

(二) 产道异常

产道异常包括骨产道异常及软产道的异常。它可使胎儿娩出受阻,临床上以骨产道异常为多见。

1. 骨产道异常的分类 ①骨盆入口平面狭窄:常见于单纯扁平骨盆及佝偻病性骨盆;②中骨盆及骨盆出口平面狭窄:常见于漏斗骨盆;③骨盆三个平面均狭窄:见于均小骨盆。

2. 软产道异常 软产道异常所致的难产少见,一旦发生,则易导致产程延长。

3. 对母儿的影响 ①狭窄骨盆可发生产程延长或停滞;②骨盆入口狭窄,影响先露部衔接,易发生胎位异常或因子宫收缩过强,出现病理性缩复环,进一步发展可导致子宫破裂,危及产妇生命。中骨盆狭窄,影响胎头内旋转及俯屈,发生持续性枕后位、枕横位造成难产;可致生殖道瘘;由于容易发生胎膜早破,产程延长、阴道检查与手术机会增多,感染发生率高;也容易发生子宫收缩乏力而导致产后出血;③易发生胎儿窘迫、胎死宫内、新生儿窒息、新生儿死亡等。胎头在下降过程中受阻,极度变形、受压易发生颅内出血。手术产机会增多易致新生儿产伤和感染,围生儿死亡率增加。

4. 护理评估

(1) 健康史:了解产妇产前检查的有关资料;询问孕妇有无佝偻病、脊髓灰质炎、脊柱和骨关节结核以及外伤史。若为经产妇,应了解既往有无难产史及其发生原因,新生儿有无产伤等情况。

（2）身体状况：①骨盆入口平面狭窄：初产妇腹形多为尖腹,经产妇呈悬垂腹。胎头跨耻征阳性,易出现潜伏期及活跃期早期产程延长,宫缩乏力及产程停滞；②中骨盆及骨盆出口平面狭窄：常见于男型骨盆及类人猿型骨盆,胎头能正常衔接,但易发生持续性枕横位或枕后位,产程延长；③骨盆三个平面狭窄：胎儿小、产力好、胎位正常者可借助胎头极度俯屈和变形,经阴道分娩。中等大小以上的胎儿经阴道分娩则有困难。

（3）辅助检查：①一般检查；②产科检查：胎头跨耻征检查以判断头盆是否相称。此项检查一般在初产妇预产期前2周或经产妇临产后,且胎头未入盆者进行；③B超检查；④骨盆测量；⑤软产道检查。

（4）心理-社会状况：产道异常时,胎儿多不能经阴道自然分娩,产妇会感到恐惧。经阴道试产者,对试产过程感到不确定,产生焦虑的心理反应。

5. 护理诊断及医护合作性问题

焦虑　与担心胎儿及自身的安全有关。

有新生儿窒息的危险　与产道异常、产程延长有关。

潜在并发症：子宫破裂、胎儿窘迫、感染。

6. 计划与实施

（1）处理原则：明确产道异常的类别和程度,了解胎位、胎儿大小、胎心率、宫缩强弱、宫口扩张程度、破膜与否,结合年龄、产次、既往生育史进行综合判断,决定分娩方式。

（2）预期目标：产妇焦虑程度减轻；产妇及胎儿无并发症发生。

（3）护理措施：①安慰产妇,减轻其焦虑水平,增加产妇对分娩的信心。保证产妇营养及水分的摄入,必要时补液。还需让产妇注意休息,监测宫缩、勤听胎心,检查胎先露部下降及宫口扩张程度；②密切观察产程进展,及时发现产程异常；③胎儿娩出后,给予宫缩剂促进子宫收缩,预防产后出血。遵医嘱使用抗生素预防感染。

（三）胎儿及胎位异常

胎位异常是造成难产的常见因素之一。其中胎头位置异常居多,分娩时胎头以枕后位或枕横位衔接,如果在分娩过程中胎头持续保持枕后位或枕横位,经过一段时间也不发生旋转,则形成持续性枕后位或持续性枕横位。

1. 病因　①骨盆异常；②其他：如宫缩乏力、前置胎盘、胎儿过大或胎儿发育异常等均可影响胎头俯屈及内旋转,造成持续性枕后位或枕横位。

2. 对母儿的影响　①对产程的影响；②对产妇的影响：产妇产褥感染、产后出血、软产道损伤发生的机会增加等；③可能会引起胎儿窘迫、胎儿死亡、新生儿窒息、产伤,甚至新生儿死亡。臀位时,由于后出胎头导致牵出困难,除了可发生新生儿窒息,还可以发生臂丛神经损伤及颅内出血。

3. 护理评估

（1）健康史：了解产妇年龄、妊娠前与现在的体重,产妇与配偶的身高情况。评估产妇孕产次等。

（2）身体状况：①胎位异常,最多见持续性枕后位或枕横位；②胎儿异常,常见巨大儿、畸形儿(脑积水、联体儿)等。

（3）辅助检查：①腹部检查；②阴道检查；③B超检查；④实验室检查。

（4）心理-社会状况：在妊娠期,由于胎位和胎儿的异常,孕妇常担心胎儿畸形；在分娩过程中,产妇因产程时间过长、极度疲乏以及对自己和胎儿的担心,对阴道分娩失去信心而产生急躁情绪,要求剖宫产。

4. 护理诊断及医护合作性问题

有感染的危险　与胎膜早破、产程延长有关。

有窒息的危险　(新生儿)与分娩因素异常有关。

恐惧　与担心难产及胎儿发育异常有关。

5. 计划与实施

(1) 处理原则:加强妊娠期与分娩期的监测与护理,减少母婴并发症。

(2) 预期目标:异常情况得到及时纠正,母婴安全。

(3) 护理措施:①妊娠期应对产妇进行积极的产前监测,及时发现异常胎位及胎儿。可采用胸膝卧位纠正胎位,每日 2 次,每次 15 分钟,持续 1 周后复查。也可进行激光照射或艾灸至阴穴每日 1 次,每次 15~20 分钟,5 次为一疗程;②选择阴道分娩产妇的护理;③有明显头盆不称、胎位异常或确诊为巨大胎儿的产妇,遵医嘱做好剖宫产术的术前准备。

【自 测 试 题】

A1 型题

1. 初产妇从规律宫缩开始到宫口扩张至 3cm 时,时间超过 16 小时称为
   A. 第一产程延长　　　　　B. 第二产程延长　　　　C. 潜伏期延长
   D. 活跃期延长　　　　　　E. 总产程延长

2. 子宫收缩乏力的原因除外
   A. 头盆不称　　　　　　　B. 胎位异常　　　　　　C. 子宫发育不良
   D. 大量使用催产素　　　　E. 内分泌失调

3. 巨大胎儿是指胎儿体重超过
   A. 2000g　　　　　　　　B. 3000g　　　　　　　C. 4000g
   D. 5000g　　　　　　　　E. 6000g

4. 急产是指总产程不足
   A. 2 小时　　　　　　　　B. 3 小时　　　　　　　C. 6 小时
   D. 10 小时　　　　　　　E. 12 小时

5. 骨盆入口狭窄的处理**不正确**的是
   A. 入口前后径 8.5~9.5cm 可以试产
   B. 未破膜,试产 6~8 小时,胎头不能入盆做剖宫产
   C. 已破膜试产 2~4 小时,胎头不能入盆,需做剖宫产
   D. 骶耻外径小于 16cm,足月可以试产
   E. 骨盆倾斜度大,可作半卧位以减小倾斜度

6. 可疑头盆不称者试产时间为
   A. 8~10 小时　　　　　　B. 6~8 小时　　　　　　C. 2~4 小时
   D. 4~6 小时　　　　　　E. 1~2 小时

7. 关于骨盆狭窄的诊断下列哪项正确
   A. 坐骨棘间径 <10cm 为中骨盆狭窄　　　B. 骨盆各径线比正常值小 1cm 为均小骨盆
   C. 对角径 <13cm 为骨盆入口狭窄　　　　D. 胎头跨耻征阳性提示骨盆入口狭窄
   E. 入口前后径 <13.5cm

8. 单纯扁平骨盆,骨盆外测量小于正常值的径线是
   A. 粗隆间径　　　　　　　B. 髂棘间径　　　　　　C. 坐骨结节间径
   D. 骶耻外径　　　　　　　E. 髂嵴间径

9. 滞产是指总产程超过
   A. 6 小时　　　　　　　　B. 10 小时　　　　　　C. 20 小时
   D. 24 小时　　　　　　　E. 36 小时

10. 最易发生脐带先露的是
    A. 肩先露   B. 不完全臀先露   C. 腿直臀先露
    D. 完全臀先露   E. 膝先露

11. 关于协调性子宫收缩乏力,下列说法正确的是
    A. 不宜静脉滴注催产素   B. 不易发生胎盘滞留
    C. 子宫中段收缩比宫底强   D. 子宫收缩极性倒置
    E. 产程常延长

A2 型题

12. 经产妇,孕足月,下列哪种胎位可经阴道娩出
    A. 肩左后位   B. 肩右前位   C. 颏左前位
    D. 颏左后位   E. 枕右后位

13. 某孕妇,27 岁,孕 37 周骨盆外测量,骶耻外径 19.5cm,髂棘间径 25cm,髂嵴间径 27cm,坐骨棘间径 9cm,坐骨结节间径 7.5cm,该骨盆为
    A. 扁平型骨盆   B. 漏斗型骨盆   C. 均小骨盆
    D. 横径狭窄骨盆   E. 男性型骨盆

14. 某初产妇,28 岁,协调性子宫收缩乏力,宫口开大 5cm,无头盆不称,最恰当的处理是
    A. 镇静剂   B. 阴道助产
    C. 人工破膜后静脉滴注缩宫素   D. 等待产程自然分娩
    E. 剖宫产结束分娩

15. 初产妇,孕 39 周,宫口开全 2 小时频频用力,未见胎头拨露。检查:宫底部为臀,腹部前方可触及胎儿小部分,未触及胎头。经查胎头已达坐骨棘下 2cm,矢状缝与骨盆前后径一致,大囟门在前方,诊断为
    A. 头盆不称   B. 持续性枕后位   C. 持续性枕横位
    D. 骨盆入口轻度狭窄   E. 原发性宫缩无力

16. 某孕妇,孕 39 周,阵发性腹痛 3 小时,见红,外测量骨盆正常大小,胎位正常,胎心 140 次/分,肛诊宫口扩张 3cm,先露 +1,胎膜未破,4 小时后宫口扩张 6cm,S^{+2},无头盆不称,该产妇的护理措施恰当的是
    A. 密切观察产程进展   B. 人工破膜   C. 剖宫产
    D. 催产素静脉滴注   E. 产钳助产

17. 某产妇,孕 28 周,产前检查臀先露,此时应采取哪种措施
    A. 行外倒转术   B. 膝胸卧位   C. 截石位
    D. 增加活动量   E. 卧位休息

18. 有关预防宫缩过强对母儿的损伤的护理措施中,**不正确**的是
    A. 有急产史的孕妇应提前 2 周住院待产
    B. 经常巡视孕妇,嘱其勿远离病房
    C. 一旦发生产兆,嘱卧床休息,最好左侧卧位
    D. 需解大小便时,先检查宫口大小及胎先露的下降情况
    E. 有宫缩时嘱孕妇向下屏气

19. 某产妇,孕 41 周临产,腹痛 12 小时,子宫处于持续紧张状态,无间歇期,产妇呼痛不已。查:宫口开大 1cm,S^0,观察 1 小时产程无进展。应考虑为
    A. 潜伏期延长   B. 活跃期期停滞   C. 先兆子宫破裂
    D. 子宫痉挛性狭窄环   E. 强直性子宫收缩

20. 某产妇,临产 14 小时,宫口开大 2cm,S^{-3}。现在宫缩 20~25 秒 /7~10 分钟,弱,按压宫底有凹陷。目前最恰当的处理是

    A. 肌注盐酸哌替啶   B. 静滴缩宫素   C. 人工破膜

    D. 等待   E. 剖宫产

A3/A4 型题

(21~24 题共用题干)

初产妇,孕足月,规律宫缩 16 小时,宫口开大 6cm,宫缩转弱,25~30 秒 /5~6 分钟,2 小时后,经检查宫口仍开大 6cm,$S^{-0.5}$。

21. 产程曲线异常属于

    A. 潜伏期延长   B. 活跃期延长   C. 活跃期停滞

    D. 胎头下降延缓   E. 第二产程停滞

22. 此种异常情况,最可能的原因是

    A. 扁平骨盆   B. 均小骨盆   C. 中骨盆狭窄

    D. 宫颈水肿   E. 子宫颈肌瘤

23. 首选的处理措施是

    A. 缩宫素静脉点滴   B. 度冷丁肌注   C. 立即剖宫产

    D. 阴道检查   E. 鼓励产妇进食、休息

24. 如果胎儿电子监测 CST 示"晚期减速",羊水 II 度粪染,适宜的处理是

    A. 产钳尽快娩出胎儿   B. 会阴侧切尽快娩出胎儿

    C. 剖宫产术   D. 静脉点滴缩宫素

    E. 吸氧、等待自然分娩

病例分析

某女,28 岁,G_1P_0,宫内妊娠 38^{+6} 周,阵发性腹痛 18 小时入院。该孕妇近 2 日来一直睡眠差,进食少。查体:BP124/86mmHg,心率 86 次 / 分,心肺正常。产科检查:宫缩 20~30 秒 /5~6 分,胎心率 140 次 / 分,先露 S^{-1},宫口开大 1cm,胎位 LOA。胎膜未破。

(1) 请说出该病人临产后出现的主要问题。

(2) 请写出对该病人的护理措施。

【参 考 答 案】

1. C   2. D   3. C   4. B   5. D   6. C   7. A   8. D   9. D   10. C

11. E   12. E   13. B   14. C   15. B   16. B   17. B   18. E   19. E   20. B

21. C   22. C   23. A   24. C

案例分析

(1) 该病人临产后出现的主要问题:协调性(原发性)子宫收缩乏力,潜伏期延长。

(2) 对该病人的护理措施:①改善全身状况,鼓励多休息、进食,协助产妇排尿排便;补充电解质,维持水、电解质平衡。②加强子宫收缩:静脉滴注缩宫素,使宫缩达 40~60 秒 /2~3 分钟,同时专人守护,密切观察胎心音、血压、宫缩、宫口扩大及先露下降情况。

(张英艳)

第十一章
分娩期并发症妇女的护理

【重点、难点提示】

分娩期并发症包括产后出血、子宫破裂和羊水栓塞等疾病,当产妇在分娩期间出现上述并发症时,常常危及母体和胎儿的健康,需要积极给予相应的措施处理,避免给母婴带来不利影响。

产 后 出 血

产后出血指胎儿娩出后 24 小时内产妇阴道流血量超过 500ml,剖宫产时超过 1000ml。产后出血是分娩期的严重并发症,居我国目前孕产妇死亡原因的首位。

(一) 产后出血的病因

子宫收缩乏力、胎盘因素、软产道裂伤和凝血功能障碍是引起产后出血的主要原因。引起产后出血的这些因素可以共存,也可相互影响。

1. 子宫收缩乏力 是产后出血最常见的原因,任何影响子宫肌收缩和缩复功能的因素,均可引起子宫收缩乏力性产后出血。

(1) 全身因素:产妇精神过度紧张、对分娩有恐惧心理、产妇体力衰竭;临产后过多使用镇静剂或麻醉剂;合并慢性全身性疾病、体质虚弱等。

(2) 产科因素:产程延长或难产;前置胎盘、胎盘早剥;妊娠高血压疾病、宫腔感染等可使子宫肌层水肿或渗血引起子宫收缩乏力。

(3) 子宫因素:子宫肌纤维发育不良,如子宫畸形或合并子宫肌瘤等,可影响子宫平滑肌正常收缩;子宫过度膨胀,如双胎妊娠、巨大胎儿、羊水过多,使子宫肌纤维过度伸展;产次过多、多频可造成子宫肌纤维受损,以上子宫因素均可引起宫缩乏力性产后出血。

2. 胎盘因素 胎盘滞留、胎盘粘连、胎盘植入、胎盘和(或)胎膜残留均可影响子宫收缩导致产后出血。

3. 软产道裂伤 协调性宫缩过强、产程进展过快、胎儿过大、接产时未及时保护好会阴或阴道手术助产操作不当、软产道组织弹性差等均可导致分娩时软产道裂伤,软产道损伤后,缝合止血不彻底、裂伤未能及时发现,均可失血过多,导致产后出血。

4. 凝血功能障碍 任何原发或继发凝血功能异常,如血小板减少、再生障碍性贫血、肝脏疾病,均可引起产后出血。

(二) 产后出血的评估

1. 健康史 评估产妇有无导致凝血功能障碍的疾病、有无导致凝血功能障碍的产科并发症,分娩过程中产妇是否精神过度紧张,临产后有无过多使用镇静剂、麻醉剂;有无产程过长或难产,产妇体力衰竭;有无软产道裂伤、胎盘滞留等因素。

2. 临床表现

(1) 症状:临床症状因不同病因而异,主要表现为大量的血液从阴道流出,出血较多者会出现失血性休克的症状,如脉搏细弱、血压下降、呼吸浅快、皮肤苍白出冷汗。①子宫收缩乏力:表现产程延长、胎盘剥离延缓、间歇性阴道流血,血色暗红,能自凝。宫缩差时出血量增多,宫缩改善时出血量减少;②胎盘因素:胎盘娩出前阴道大量流血,色暗红,能自凝;③软产道裂伤:出血发生在胎儿娩出后,持续不断,血色鲜红能自凝。出血与损伤程度以及是否累及血管有关。裂伤深、波及血管时出血多;④凝血功能障碍:表现为全身不同部位出血,最多见为子宫大量出血或少量持续不断出血、血液不凝,不易止血。

(2) 体征:子宫收缩乏力出血量多,出血速度快,产妇出现面色苍白、头晕心慌、出冷汗、脉搏细弱、血压下降等休克表现。检查宫底较高,在脐以上或平脐、子宫松软、轮廓不清,有时阴道流血量不多,按压宫底有大量血液或血块自阴道涌出。对产道撕伤者,检查软产道,可以见明显的裂伤,撕伤可能是阴道、宫颈或外阴。对于胎盘因素者,多有胎盘娩出延迟、检查胎盘小叶有缺损等。凝血功能障碍多有其他部位出血史。

(3) 正确评估产后出血量

常用的方法有称重法、容积法、面积法和休克指数法。①称重法:失血量(ml)=[分娩后敷料湿重(g)- 分娩前敷料干重(g)]/1.05(血液比重 g/ml);②容积法:用专用的产后接血容器收集血液,后用量杯测定失血量;③面积法:将血液浸湿的面积按照 10cm×10cm 为 10ml 计算;④休克指数法:休克指数 = 心率 / 收缩压(mmHg),0.5 为正常,1.0 为轻度休克,1.0~1.5 之间出血量为 20%~30%,1.5~2.0 为严重休克,出血量约为 30%~50%,≥2.0 为重度休克,出血量约为 50% 以上。

(三) 产后出血的处理

处理原则:找出导致出血的原因,针对原因迅速止血、补充血容量、纠正休克及防治感染。

1. 积极预防产后出血　做好孕前及孕期保健　定期接受产前检查,及时发现和治疗高危妊娠。做好分娩期护理,第一产程需保证充分休息、饮食,防止子宫收缩乏力,消除紧张情绪,必要时给予镇静剂。第二产程指导产妇适时正确使用腹压,避免软产道损伤。第三产程注意胎盘、胎膜娩出情况。胎盘未剥离前勿过早牵拉脐带或按摩、挤压子宫。

2. 产后 2 小时内的护理　密切观察产妇阴道出血情况,一般产后 2 小时内每 15~30 分钟观察一次,注意观察阴道流血的量、色、质等,并做好记录。观察产妇生命体征变化,准确识别出血征象。协助产妇产后自解小便,最多不应超过每 4 小时小便 1 次,必要时可以留置尿管。对可能发生产后出血的高危产妇,保持静脉通道畅通,做好输血和急救的准备。

3. 及时救治产后出血

(1) 子宫收缩乏力引起的产后出血:加强宫缩可以止血,可采取的止血措施包括按摩子宫、使用宫缩剂,无菌纱布条填塞宫腔局部止血或结扎血管等。①按摩子宫:助产者一手在腹部按摩宫底(拇指在前,其余四指在后),同时压迫宫底,将宫内积血压出,按摩需要均匀、有节奏;如效果不佳,可用腹部 - 阴道双手按摩子宫法,即一手握拳置于阴道前穹隆顶住子宫前壁,另一手在腹部按压子宫后壁使得子宫体前屈,双手相对紧压子宫并节律按摩;②遵医嘱应用宫缩剂,可用 10U 缩宫素加于 0.9% 生理盐水 500ml 中静脉滴注,100 滴 / 分;米索前列醇 200μg 舌下含服;卡前列甲酯:1mg 置于后穹隆;③宫腔纱条填塞:助手在腹壁固定子宫,术者用无菌纱布条填塞宫腔局部止血,24 小时后取出纱条,取出前应先肌注宫缩剂,并给予抗生素预防感染,也可采取宫腔放置球囊来代替纱布填塞;④子宫动脉结扎术:配合医师结扎盆腔血管止血,主要用于子宫收缩乏力、前置胎盘及 DIC 等所致的严重而持久的产后出血。对难以控制并危及产妇生命的产后出血可切除子宫。

(2) 胎盘因素引起的产后出血:若胎盘已剥离但未排出、膀胱过度膨胀者,应导尿排空膀胱,用手按摩使子宫收缩,另一手轻轻牵拉脐带协助胎盘娩出。胎盘剥离不全或粘连伴阴道流血,应人工徒手剥离胎盘。徒手剥离胎盘时发现胎盘与宫壁关系紧密,界限不清,难以剥离,牵拉脐带时子宫壁与胎盘一起内陷,可能为胎盘植入,应立即停止剥离,根据产妇出血情况考虑保守治疗或行子宫切除术。残留胎盘胎膜组织徒手取出困难时,应行手术清宫。胎盘嵌顿在子宫狭窄环以上者,可在静脉全身麻醉下,待子宫狭窄环松解后用手取出胎盘。

(3) 软产道裂伤引起的产后出血:仔细检查损伤部位,及时准确地修补、缝合裂伤,达到压迫止血效果,如有断裂小血管出血,先行丝线结扎后再缝合。若为阴道血肿,则考虑首先切开血肿,清除血块,缝合止血,同时注意补充血容量。

(4) 凝血功能障碍所致的出血:除积极止血外,还应注意对病因治疗,如血小板减少症、再生障碍性贫血等产妇应输新鲜血或成分血等,如发生弥散性血管内凝血应尽力抢救。

子 宫 破 裂

子宫破裂指在妊娠晚期或分娩期子宫体部或子宫下段发生破裂,子宫破裂的发生率随着剖宫产率增加有上升趋势,为产科极严重的并发症,严重威胁母婴的生命安全。高龄、多产、子宫畸形、先天性发育不良、多次刮宫及宫腔严重感染史等,使子宫壁发生病理改变,易发生子宫破裂。瘢痕子宫、梗阻性难产、产科手术创伤、缩宫素使用不当是子宫破裂常见的原因。

(一) 子宫破裂的护理评估

1. 健康史　了解产妇既往手术史、分娩史,骨盆测量及胎儿大小,胎儿发育情况。此次分娩情况,是否使用过量的宫缩剂,在分娩过程中是否有粗暴的宫内操作。

2. 产妇自觉症状

(1) 先兆子宫破裂:产妇自述下腹剧痛难忍、拒按压、烦躁不安。

(2) 子宫破裂:根据破裂程度,可分为完全性与不完全性子宫破裂两种。①完全性子宫破裂:指宫壁全层破裂,使宫腔与腹腔相通。子宫破裂时,产妇突感下腹部撕裂样剧痛,破裂后产妇感觉腹痛骤减,宫缩停止,但不久腹痛又呈持续性,胎先露部随即上升、胎心消失;②不完全性子宫破裂:指子宫肌层全部或部分破裂,浆膜层完整,宫腔与腹腔不相通。胎儿及其附属物仍在宫腔内。产妇腹痛明显,烦躁不安。

3. 产妇体征

(1) 先兆子宫破裂:临产后,当产程延长、胎先露部下降受阻时,强有力的阵缩使子宫下段逐渐变薄而子宫体增厚变短,两者间形成明显环状凹陷,随产程进展,此凹陷会逐渐上升达脐平甚至脐上,称病理缩复环。此时子宫下段膨隆,压痛明显,子宫圆韧带极度紧张,可明显触及并有压痛。产妇呼吸脉搏加快。膀胱受胎先露部压迫充血,出现排尿困难、血尿。由于过频宫缩,胎儿供血受阻,胎心率改变或听不清。这种状况若不迅速解除,子宫将在病理缩复环处及其下方发生破裂。

(2) 子宫破裂:完全性子宫破裂检查时有全腹压痛及反跳痛,产妇很快进入休克状态:面色苍白、出冷汗、呼吸浅快、脉搏细数、血压下降。在腹壁下清楚地扪及胎体,缩小宫体位于胎儿侧方,胎心消失,阴道可能有鲜血流出,量可多可少。拨露或下降中的胎先露部消失(胎儿进入腹腔内),曾扩张的宫口可回缩。子宫前壁破裂时裂口可向前延伸致膀胱破裂。

(二) 子宫破裂的护理

处理原则:先兆子宫破裂时应立即抑制子宫收缩,尽快行剖宫产术;子宫破裂,宜在输血、输液、吸氧、积极抢救休克的同时尽快行手术治疗。

(一) 积极配合医生抢救

1. 先兆子宫破裂产妇　密切观察产程进展,监测胎心率变化,瘢痕子宫待产前应测量瘢痕厚度。在待产过程中,出现宫缩过强及下腹疼痛,或腹部出现病理性缩复环时,立即通知医生的同时停止缩宫素引产和一切操作。遵医嘱给予抑制宫缩的药物、监测胎儿宫内情况、给予吸氧,并协助医师向产妇家属交代病情,做好剖宫产术前准备,做好抢救新生儿准备。

2. 子宫破裂产妇 发生子宫破裂时,无论胎儿是否存活,均应在积极抢救休克的同时做好手术准备。迅速建立静脉通道,遵医嘱给予输液、输血,短时间内补充血容量,纠正酸中毒。术中术后按医嘱应用大剂量抗生素预防感染。监测产妇生命体征、评估失血量、观察阴道出血量及小便情况,根据产妇的情况给予指导护理。

(二)心理护理

及时告知产妇及家属相关诊疗计划,取得理解和配合;理解产妇及家属的情绪,鼓励产妇及家人表达出焦虑、恐惧与悲伤等情绪,给予安慰和支持;与产妇及家属一起制定产褥期的康复计划,帮助产妇和家属调整心态;胎儿死亡者,应帮助产妇及家属度过悲伤期。

(三)健康教育

选择适当的时机向产妇及其家属说明子宫破裂对再次妊娠产生的影响,及下次妊娠的注意事项,两年内做好避孕工作。对于已经发生胎儿死亡的产妇,护士需要指导并协助产妇退乳。指给予饮食指导,进食富含蛋白质食物及新鲜蔬菜及水果,增强身体抵抗能力,注意会阴部清洁卫生,避免产褥期感染。

羊 水 栓 塞

羊水栓塞是指在分娩过程中羊水突然进入母体血循环引起急性肺栓塞、弥散性血管内凝血(DIC)、过敏性休克、肾衰竭等一系列病理改变的严重分娩并发症。羊水栓塞死亡率高达60%,是孕产妇死亡的重要原因之一。

(一)羊水栓塞的临床表现

羊水栓塞起病急,临床表现复杂,破膜后的任何时间均可发生羊水栓塞,多发生在胎儿娩出前后,其典型临床经过可分三个阶段,该三阶段通常按次序出现,有时也可不完全出现。

1. 心肺功能衰竭和休克 第一产程末、第二产程宫缩较强时或胎儿娩出后短时间内,产妇开始出现烦躁不安、寒战、恶心、呕吐、气急等先兆症状,继而出现呛咳、呼吸困难,严重者发病急骤,甚至没有先兆症状,仅惊叫一声或打一哈欠,血压迅速下降或消失,产妇多于数分钟内迅速死亡。

2. 出血 产妇度过第一阶段后,进入凝血功能障碍阶段,可能出现难以控制的全身广泛性出血,以子宫出血为主,大量阴道流血、切口渗血、全身皮肤黏膜出血等,甚至出现消化道大出血。

3. 急性肾衰竭 由于循环功能衰竭引起的肾缺血及DIC前期形成的血栓堵塞肾内小血管,引起肾脏缺血、缺氧,导致肾脏器质性损害,羊水栓塞后期产妇出现少尿或无尿和尿毒症的表现。

(二)羊水栓塞的处理

一旦出现羊水栓塞的临床表现,应立即给予紧急处理。重点是改善低氧血症、抗过敏抗休克、防治DIC和肾衰竭、预防感染。

1. 改善低氧血症

(1)供氧:保持呼吸道通畅,产妇取半卧位,立即给予面罩给氧,必要时行气管插管正压给氧,症状严重者行气管切开,保证氧气的供给,减轻肺水肿,改善心、脑、肾等重要脏器的缺氧状态。

(2)解除肺动脉高压:遵医嘱使用解痉药缓解肺动脉高压及改善肺血流灌注,预防右心衰竭、呼吸衰竭及末梢循环衰竭。首选药物为罂粟碱30~90mg加于10%~25%葡萄糖液50~100ml中快速静脉滴注。心率慢时,可用阿托品1mg加入10%~25%葡萄糖液10ml中缓慢静脉推注,每15~30分钟静脉注射1次,直至产妇面色潮红、症状缓解为止。罂粟碱与阿托品合用,松弛平滑肌,扩展肺小动脉效果更好。

2. 抗过敏和抗休克

(1)抗过敏:在改善缺氧的同时,应遵医嘱早期使用大剂量糖皮质激素。首选氢化可的松,先以 100~200mg 加入 5%~10% 葡萄糖液 50~100ml 快速静脉滴注,随后 300~800mg 加入 5% 葡萄糖液 250~500ml 静脉滴注,每日总量可达 500~1000mg。也可使用地塞米松 20mg 加入 25% 葡萄糖液中静脉推注后再加 20mg 于 5%~10% 葡萄糖液中静脉滴注。

(2)抗休克:迅速开放静脉通道,遵医嘱尽快输新鲜血和血浆以补充血容量。扩容可选用右旋糖酐、葡萄糖注射液。在抢救过程中应测定中心静脉压,了解心脏负荷情况。若血容量补足产妇血压仍不回升,可用升压药,如多巴胺 20~40mg 加入 10% 葡萄糖液 250ml 中静脉滴注,以 20 滴/分开始,根据血压调节滴速。

(3)纠正心衰:用毛花苷丙 0.2~0.4mg 加入 10% 葡萄糖液 20ml 中静脉缓慢推注;必要时 4~6 小时后可重复应用,同时可用营养心肌细胞药物如辅酶 A,腺苷三磷酸和细胞色素 C 等。在抢救的过程中,及时进行动脉血气分析及血清电解质测定,若有酸中毒可遵医嘱使用 5% 碳酸氢钠 250ml 静脉滴注纠正酸中毒。

3. 防治 DIC 及肾衰竭

(1)防治 DIC:羊水栓塞发生的早期高凝阶段,遵医嘱早期使用肝素抗凝,尤其是发病 10 分钟内使用效果更佳。在 DIC 纤溶亢进期可在肝素化的基础上使用抗纤溶药物,如氨基己酸等。在给肝素的基础上输新鲜血、补充纤维蛋白原、血小板悬液及凝血因子等,是防治 DIC 最为安全的措施。

(2)防治肾衰竭:肾衰竭是羊水栓塞的第三个阶段,护士应严密监测产妇尿量。在血容量已经补足后仍少尿的情况下,遵医嘱使用 20% 甘露醇 250ml 静脉滴注,滴速为 10ml/min,以扩张肾小球前小动脉。心衰者慎用。尿量仍少,可给呋塞米 20~40mg 静脉注射,但应同时检测电解质。

4. 预防感染

在抢救羊水栓塞时,应遵医嘱选用对肾脏毒性较小的广谱抗生素预防感染。

5. 产科处理

羊水栓塞发生后应立即抢救产妇生命。原则上应在产妇呼吸循环功能得到明显改善、凝血功能纠正后处理分娩。根据分娩进展,可选择剖宫产或阴道助产结束分娩。发生羊水栓塞的同时,应立即停止滴注缩宫素,同时监测产妇生命体征变化,记录出入量。若有产后大出血,则积极采取措施。对短时间内无法止血者,做子宫切除术前准备。

【自测试题】

A1 型题

1. 病理缩复环常见于
   A. 羊水过多　　　　　　　B. 梗阻性难产　　　　　C. 胎盘早剥
   D. 双胎　　　　　　　　　E. 巨大儿

2. 先兆子宫破裂的临床表现**不包括**
   A. 胎膜早破　　　　　　　B. 病理缩复环　　　　　C. 排尿困难
   D. 下腹疼痛　　　　　　　E. 血尿

3. 羊水栓塞第一阶段休克一般发生于
   A. 临床开始　　　　　　　B. 潜伏期结束　　　　　C. 第二产程
   D. 活跃期开始　　　　　　E. 第二产程宫缩较强时

4. 导致产妇宫缩乏力的原因**不包括**
   A. 精神过度疲劳　　　　　B. 早产儿　　　　　　　C. 巨大儿
   D. 双胎　　　　　　　　　E. 羊水过多

5. 产后出血的处理原则哪项是正确的

A. 软产道损伤导致出血,应按摩子宫,静滴催产素

B. 胎盘娩出前出血,先牵拉脐带以助胎盘娩出

C. 胎盘残留出血必须切除子宫

D. 胎盘娩出后子宫收缩乏力用宫缩剂

E. 凝血功能异常出血,应压迫止血

6. 先兆子宫破裂的紧急护理措施是

A. 立即手术　　　　　　　　　　　B. 立即输血

C. 抑制宫缩并停止一切侵入性操作　　D. 严密观察宫缩

E. 等待自然分娩

7. 产后出血是指胎儿娩出后 24 小时内阴道出血量超过

A. 600ml　　　　　　B. 500ml　　　　　　C. 400ml

D. 300ml　　　　　　E. 200ml

8. 先兆子宫破裂主要表现为

A. 突然剧烈腹痛　　　　B. 扩张的宫口回缩　　　C. 休克

D. 腹壁下可触及清楚的胎体　　E. 病理缩复环

9. 关于子宫破裂的临床表现,下列叙述正确的是

A. 可见痉挛性狭窄环随宫缩上升　　　B. 产妇突感强烈腹痛,随之子宫收缩停止

C. 胎儿肢体脱出于阴道内　　　　　　D. 胎儿肢体触及不清楚

E. 伴有大量阴道出血

10. 以下哪项易发生羊水栓塞

A. 避免宫缩过强　　　　B. 避免宫颈裂伤　　　C. 预防子宫破裂

D. 宫缩时人工破膜　　　E. 避免羊膜腔穿刺

A2 型题

11. 初产妇,孕 38 周,胎儿估计 3950g,在人工破膜加缩宫素静滴下,5 小时检查宫口开大 3cm,检查发现脐下 2 横指处可见病理性缩复环,导尿呈浅粉色,最恰当的处理是

A. 立即停用缩宫素,等待自然分娩　　B. 立即行产钳助产术

C. 给予镇静剂后等待自然分娩　　　　D. 给予镇静剂后行阴道助产术

E. 立即停用缩宫素并行剖宫产术

12. 某产妇,孕 39 周,行产钳助产术,胎儿娩出后阴道持续出血约 350ml,色鲜红,检查血压 100/60mmHg,脉搏 100 次 / 分,宫底平脐,此时最适当的处理是

A. 静脉滴注缩宫素　　　　　B. 检查软产道有无损伤

C. 行人工剥离胎盘　　　　　D. 按摩子宫

E. 补充凝血因子

13. 一产妇,30 岁,产检无特殊,孕 40 周,产程进展顺利,胎儿娩出后达 30 分钟,胎盘未娩出,无剥离迹象,曾有 2 次人工流产史,最可能的原因是

A. 胎盘剥离不全　　　　B. 胎盘剥离后滞留　　　C. 胎盘嵌顿

D. 胎盘完全植入　　　　E. 胎盘部分性粘连

14. 初产妇,足月自然分娩,胎儿娩出后五分钟,产妇开始出现较多量阴道活动,暗红色有血块,最可能的诊断是

A. 阴道静脉破裂　　　　B. 凝血功能障碍　　　C. 产后宫缩乏力

D. 胎盘部分剥离　　　　E. 宫颈裂伤

A3/A4 型题

（15～16 题共用题干）

某女，G_2P_0，孕 40 周，头位。临产 18 小时，宫口开大 8cm，有头盆不称，2 小时产程无进展，缩宫素静脉点滴，产程仍无进展。由基层医院转诊，初步诊断为"子宫破裂"。

15. 体检中发现最可靠的诊断依据是
    A. 子宫轮廓不清，胎体可清楚扪及   B. 可见阴道多量鲜血流出
    C. 脐下病理缩复环随宫缩上升   D. 产妇疼痛难忍，呼叫，烦躁不安
    E. 胎心、胎动消失

16. 此时病人最适宜的处理方法是
    A. 即行阴道内诊，以明确破口部位大小
    B. 迅速阴道助产娩出死胎
    C. 即刻剖宫取胎，同时行子宫次全切除术
    D. 剖宫取胎后，对破口小、时间短、无感染者可行修补术
    E. 等待自然分娩

（17～18 题共用题干）

某女，30 岁，G_1P_0，孕 39 周，因见红，偶感下腹坠感入院。入院 2 天前于夜晚感明显腹下坠感，但无规律宫缩，晨起后消失，肛门检查盆骨正常，宫颈部分消失，宫口未开，先露 S-1，产妇感疲乏、无力。

该产妇因活跃期延长，行缩宫素静脉点滴，点滴中突发剧烈腹痛，检查：脐耻间可见一凹陷，下腹拒按，胎心率 110 次 / 分，阴道内诊：宫口开 5cm，先露 S+1，LOA，盆骨正常，导尿呈血性。

17. 此例应诊断为
    A. 胎盘早期剥离   B. 先兆子宫破裂   C. 前置胎盘
    D. 子宫破裂   E. 膀胱破裂

18. 应做的处理为
    A. 加速缩宫素静脉点滴速度   B. 产钳助产术
    C. 给予哌替啶后继续观察产程进展   D. 停用缩宫素，行剖宫产术
    E. 吸氧，静脉输入高张葡萄糖

（19～21 题共用题干）

某女，24 岁，G_1P_0，孕 40 周，破膜 24 小时，有规律宫缩 20 小时，胎儿手脱出阴道口来诊。检查：脐下病理缩复环随宫缩上升产妇腹痛拒按，烦躁不安，脉搏、呼吸快、胎心率 160 次 / 分。

19. 此时应首先考虑的临床诊断是
    A. 胎盘早期剥离   B. 前置胎盘   C. 子宫先兆破裂
    D. 子宫不全破裂   E. 完全性子宫破裂

20. 入院行体检时，早期最有诊断意义的症状、体征是
    A. 产妇疼痛难忍，呼叫   B. 可见阴道内多量鲜血流出
    C. 子宫轮廓不清，胎体可清楚扪及   D. 肉眼血尿
    E. 脐下病理缩复环随宫缩上升

21. 最佳处理方法是
    A. 立即给予镇静剂   B. 乙醚麻醉下行内倒转术
    C. 抗休克治疗   D. 立即剖宫产术
    E. 立即消毒将手送回阴道内

（22～24 题共用题干）

初产妇，因第二产程延长，胎吸分娩，胎儿体重 4000g，胎儿娩出后阴道持续出血，色鲜红，有凝

血块。

22. 此时阴道出血原因,最有可能的是
    A. 产后宫缩乏力　　　　　　B. 软产道裂伤　　　　　C. 胎盘剥离不全
    D. 凝血功能障碍　　　　　　E. 子宫破裂

23. 最适宜的处理是
    A. 注射麦角新碱　　　　　　　　　B. 注射缩宫素
    C. 配血、输血　　　　　　　　　　D. 开放静脉,手取胎盘
    E. 仔细检查软产道,有裂伤立即缝合

24. 产后1小时,再次出血,BP 70/30mmHg,面色苍白,出冷汗,子宫轮廓不清,此时出血原因可能是
    A. 胎盘剥离不全　　　　　　　　　B. 胎盘残留
    C. 子宫收缩乏力凝血功能障碍　　　D. 软产道裂伤
    E. 血小板减少

病例分析

某女,28岁,初产妇,待产19小时,进食少休息欠佳,自然分娩一女活婴,体重3000g,胎盘自然娩出后半小时,阴道有较多暗红色血液流出,检查胎盘胎膜完整,软产道无损伤。

(1) 护士需对产妇的哪些指标进行观察?

(2) 为进一步明确诊断,还需进一步做哪些检查。

(3) 该产妇应采取哪些护理措施?

【参 考 答 案】

1. B　　2. A　　3. E　　4. B　　5. E　　6. C　　7. B　　8. E　　9. B　　10. D
11. E　　12. B　　13. D　　14. D　　15. A　　16. D　　17. B　　18. D　　19. C　　20. E
21. D　　22. B　　23. E　　24. C

案例分析

(1) 观察产妇生命体征;自觉症状;子宫收缩情况;凝血功能。

(2) 检查子宫收缩情况、检查凝血功能。

(3) 按摩子宫加强宫缩;测量阴道流血量;查找影响子宫收缩的原因,并进行针对性处理。

（蒲晓芬）

第十二章
产褥期并发症妇女的护理

【重点、难点提示】

产 褥 感 染

产褥感染是指分娩时及产褥期生殖道受病原体侵袭,引起产妇局部或全身感染,其发病率约为6%。产褥病率是指分娩24小时以后至10日内,用口表每日测量体温4次,间隔时间为4小时,有2次体温≥38℃。产褥病率的主要原因是产褥感染,其次还包括生殖道以外的感染。

正常女性阴道有自净作用且羊水中含有抗菌物质,妊娠和正常分娩通常不会造成产妇感染。只有在机体抵抗力、细菌毒力、细菌数量三者之间的平衡失调时,才会导致感染发生。

(一) 护理评估

1. 身体状况 产褥感染的三大主要症状是发热、疼痛与异常恶露。

(1) 外阴伤口感染

(2) 急性阴道、宫颈炎

(3) 急性子宫内膜炎、子宫肌炎

(4) 急性盆腔结缔组织炎、急性输卵管炎

(5) 急性盆腔腹膜炎及弥漫性腹膜炎

(6) 血栓性静脉炎

(7) 脓毒血症及败血症

2. 心理 - 社会状况 护士应通过对语言、行为的观察,了解产妇的情绪变化。

(二) 护理诊断及医护合作性问题

1. 体温过高 与感染的发生有关。

2. 疼痛 与生殖道局部感染发生有关。

3. 焦虑 与疾病及母子分离或护理孩子的能力受影响有关。

4. 知识缺乏 缺乏产褥感染相关的知识。

(三) 计划与实施

1. 病情观察 生命体征的观察;伤口与恶露的观察。

2. 及时遵医嘱使用抗生素

3. 心理护理 对于产妇及家属的疑问、焦虑与恐惧,应给予充分的解释,及时向产妇提供新生儿的信息,鼓励产妇与新生儿进行交流、抚触,增加产妇的自信心。改善家庭关系,发挥社会支持系统的作用。

4. 健康指导 建立良好的个人卫生习惯,保持会阴清洁干燥;进食高热量、高蛋白、高维生素饮

食,保证足够的液体摄入;正确的母乳喂养,定时挤奶维持泌乳。采取半卧位,鼓励产妇早期下床活动;教会产妇识别产褥感染复发征象。

5. 预防 加强孕期保健和卫生宣传,加强营养;告知孕妇临产前2个月应避免性生活及盆浴,避免胎膜早破、胎盘滞留、软产道损伤与产后出血;及时治疗外阴炎、阴道炎及宫颈炎等慢性疾病和并发症;定期消毒待产室、产房及各种器械,接产时采用严格无菌的操作;准确掌握手术指征。

急性乳腺炎

急性乳腺炎是乳房的急性化脓性感染,常因乳汁淤积或乳头破损使细菌侵入乳腺组织而导致。多发生于产后哺乳期妇女,尤其以初产妇多见,常为单侧发生,发病多在产后3~4周,致病菌主要为金黄色葡萄球菌。乳汁淤积和细菌入侵是感染的主要原因。

产妇患侧乳房局部红、肿、热、痛,常伴有患侧淋巴结肿大和压痛。处理原则:排空乳汁,消除感染;脓肿形成前以抗菌药物治疗为主,脓肿形成后,需及时行脓肿切开引流。

护理要点:

1. 缓解疼痛 指导产妇佩戴合适宽松的胸罩,如局部红、肿、热、痛或有痛性结节,可药物外敷或用红外线、超声波、低频理疗等进行理疗。

2. 有效降温 高热者,采取物理降温或遵医嘱应用退热药物。

3. 维持有效的母乳喂养 对于因使用特殊药物或者本身疾病暂时不能喂哺新生儿的产妇,应采取将乳汁挤出的方法,保持乳汁通畅,维持泌乳。

4. 感染者 应遵医嘱早期、足量使用抗菌药物治疗。

5. 退乳 遵医嘱给予己烯雌酚,如已泌乳,可给予溴隐亭口服,亦可炒麦芽水煎当茶饮或芒硝外敷。

6. 健康指导 指导产妇养成良好的乳房清洁和哺乳习惯;保持婴儿口腔卫生,及时治疗婴儿口腔炎症;行脓肿切开术的产妇,指导其保持伤口引流通畅及清洁;鼓励产妇适当休息,注意个人卫生,进食高热量、高蛋白、高维生素、低脂肪、易消化饮食,注意水分的补充;指导产妇的丈夫及家属给予产妇良好的社会支持。

产后泌尿系统感染

产后大约2%~4%的产妇会发生泌尿系统感染,根据感染发生的部位可分为上尿路感染和下尿路感染,前者主要指肾盂肾炎,后者主要指膀胱炎。肾盂肾炎常并发膀胱炎,膀胱炎可独立存在。

处理原则:卧床休息,及时有效抗感染并保证液体摄入量,保持尿液通畅,每天尿量2000ml以上;积极控制感染,缓解症状。

护理要点:

1. 缓解排尿障碍 急性期产妇应卧床休息,摄取营养丰富、易消化、少刺激的食物,多饮水,每日需饮水3000~4000ml。

2. 缓解疼痛 护理操作时应动作轻柔,疼痛时可嘱产妇深呼吸或交谈、听音乐等缓解疼痛。必要时遵医嘱使用抗痉挛药和止痛药,缓解不适症状。

3. 心理护理 对产妇所存在的问题给予解释和安慰,缓解其窘迫和焦虑。

4. 健康指导 保持会阴部的清洁,保证充足的液体摄入,养成定时排尿的习惯。遵医嘱正确使用抗菌药物。

晚期产后出血

分娩24小时后,在产褥期内发生的子宫大量出血,称为晚期产后出血。以产后1~2周发病最常见。

（一）病因

1. 胎盘、胎膜残留　为阴道分娩最常见的原因，多发生于产后10日左右。

2. 蜕膜残留　若蜕膜剥离不全或剥离后长时间残留在宫腔内诱发子宫内膜炎症，影响子宫复旧，引起晚期产后出血。

3. 子宫胎盘附着面感染或复旧不全

4. 剖宫产术后子宫伤口裂开　多见于子宫下段剖宫产横切口两侧端。引起切口愈合不良造成出血的主要原因有：切口局部因素；横切口选择过低或过高；缝合技术不当；切口感染。

5. 感染　以子宫内膜炎症多见，感染可引起胎盘附着面复旧不全及子宫收缩欠佳，血窦关闭不全导致子宫大量出血。

6. 其他　产后子宫滋养细胞肿瘤、子宫黏膜下肌瘤等可引起晚期产后出血。

（二）临床表现

1. 症状　根据出血原因的不同而有所差异。

（1）阴道流血：胎盘、胎膜残留、蜕膜残留引起的阴道流血多发生在产后10日左右，表现为血性恶露持续时间延长，反复出血或突然大量出血；由胎盘附着面感染、复旧不全引起的出血，多发生在产后2周左右；由剖宫产术后子宫伤口裂开引起的晚期产后出血多在肠线溶解脱落后，即术后2~3周出现大量阴道流血，可导致失血性休克。

（2）腹痛和发热：由感染引起的出血，可腹痛和发热，伴恶露增加，恶臭。

（3）贫血或休克：继发性贫血，严重者因失血性休克危及生命。

2. 体征　子宫复旧不佳可扪及子宫增大、变软，宫口松弛，有时可触及血块或残留组织，伴有感染者子宫明显压痛。

（三）处理原则

根据出血原因采取相应措施，药物治疗可给予足量广谱抗生素、子宫收缩剂等；手术治疗可行刮宫术或酌情作髂内动脉、子宫动脉结扎止血或行髂内动脉栓塞术，甚至行低位子宫次全切除术、子宫全切术。

产后心理障碍

产后心理障碍是指分娩后6周内发生有关的精神和行为障碍，临床特征是发病急、精神错乱、多样化症状及易变性，包括产后沮丧、产后抑郁和产后精神病。

产后心理障碍不仅影响产妇的精神和身体健康，甚至导致夫妻分离、家庭破裂和社会的不安定，更重要的是还可能影响婴儿的发育。因此，须加强对孕产妇的早期筛查与早期诊断，从生理、心理、社会等方面积极预防，建立妇产科-心理/精神科合作机制，减少产后心理障碍的发生。

【自测试题】

A1型题

1. 关于产后泌尿系统感染，描述**错误**的是
   A. 以大肠埃希菌感染多见
   B. 膀胱炎患者通常有发热、寒战等全身症状
   C. 给予敏感有效抗生素治疗
   D. 症状减轻后仍需坚持用药
   E. 保证每日尿量2000ml以上

2. 关于产褥期抑郁症的护理，**错误**的是
   A. 倾听产妇诉说心理问题，做好心理疏导
   B. 对于有不良个性的产妇，减少或避免精神刺激

C. 避免产妇与新生儿接触,以免发生伤害行为

D. 对于有焦虑症状、手术产及存在高危因素的产妇给予足够的重视

E. 重症患者请心理医生或精神科医生给予治疗

3. 产褥感染时应采取的体位为

A. 去枕平卧,头偏向一侧　　　B. 半卧位　　　C. 膝胸卧位

D. 侧卧位　　　E. 膀胱截石位

4. 产褥期抑郁症的诊断依据中必备的是

A. 失眠　　　B. 疲劳或乏力　　　C. 情绪抑郁

D. 精神运动性阻滞　　　E. 遇事感无意义

5. 产褥感染最常见的病理变化是

A. 弥漫性腹膜炎　　　B. 血栓性静脉炎

C. 急性盆腔炎　　　D. 急性输卵管炎

E. 急性子宫内膜炎、子宫肌炎

6. 外源性产褥感染的主要致病菌是

A. 金黄色葡萄球菌　　　B. 厌氧性芽孢梭菌　　　C. 消化链球菌和消化球菌

D. 需氧性链球菌　　　E. 类杆菌属

7. 关于产褥感染,叙述**错误**的是

A. 产褥感染的致病菌有厌氧菌和需氧菌

B. 产褥感染可引起败血症、感染性休克

C. 急性子宫内膜炎恶露量多,混浊有臭味

D. 感染严重者可短期加用肾上腺糖皮质激素

E. 急性盆腔结缔组织炎可叩及边界清楚的包块

8. 关于产后抑郁,描述**错误**的是

A. 表现为疲劳、失眠、担心自己或婴儿受到伤害

B. 由内分泌因素、社会心理因素等多方面原因造成

C. 一般在产后 6 周发病

D. 需要心理辅导和药物治疗

E. 大多数患者于 1 年内可治愈

9. 关于产褥感染体温过高的护理措施,**错误**的是

A. 嘱患者卧床休息　　　B. 鼓励患者多饮水

C. 病房定时通风　　　D. 给予易消化的半流质饮食

E. 体温超过 39℃不宜物理降温

10. 关于产褥感染的护理措施,描述正确的是

A. 鼓励产妇多饮水　　　B. 治疗期间应盆浴

C. 尽量不使用抗生素　　　D. 嘱患者去枕平卧,头偏向一侧

E. 给予高蛋白、低热量、易消化饮食

11. 预防产褥期泌尿系统感染的措施**不包括**

A. 待产时尽量排空膀胱　　　B. 大小便后及时清洁外阴

C. 每 2 小时更换会阴垫一次　　　D. 产后鼓励产妇多饮水

E. 产后至少每 4 小时排空膀胱一次

12. 产后护理评估中,表现**异常**的是

A. 产后 12 小时体温 37.5℃

B. 经阴道分娩的产妇,产后半月宫底在耻上 1 横指

C. 产后 4 天仍为血性恶露

D. 产后 3 天下腹部阵痛,有时需服用止痛药

E. 产后 1 周内尿量增多

13. 有关产褥感染的防治,**错误**的是

    A. 严格无菌操作   B. 及时更换会阴垫,保持外阴清洁干燥

    C. 增加肛查次数,及时了解产程进展   D. 选择有效抗生素

    E. 加强营养提高体抗力

A2 型题

14. 患者女性,产后 2 周,主诉小腿疼痛、肿胀、皮肤发白,考虑为血栓性静脉炎。关于该患者的护理措施,正确的是

    A. 告知患者不必焦虑,属产后正常生理现象

    B. 鼓励患者进行盆底及下肢锻炼

    C. 鼓励患者下床活动

    D. 帮助患者按摩下肢

    E. 嘱患者卧床休息

15. 患者女性,29 岁,人工流产后 7 天出现高热,体温 39.8℃,双侧下腹痛,子宫明显压痛,最可能的诊断是

    A. 子宫内膜异位症   B. 卵巢肿瘤蒂扭转   C. 急性盆腔炎

    D. 急性阑尾炎   E. 急性输卵管炎

16. 某初产妇,25 岁,16 天前经阴道顺产一女婴,产后出血量约 700ml,未输血。现恶露量多,有臭味,妇科检查:子宫左侧触及鸡蛋大小的肿块,有压痛。宫底在耻骨联合上 2cm,压痛明显。下列处理方法中**不正确**的是

    A. 取宫腔分泌物作细菌培养   B. B 型超声检查   C. 静脉滴注广谱抗生素

    D. 急查白细胞   E. 行剖腹探查术

17. 某产妇,29 岁,产后 8 日,发热腹痛 5 日入院,体温 39.4℃,血压 90/60mmHg,急性痛苦病容,下腹压痛。妇科检查:子宫如妊娠 4 个月大小,触痛明显。子宫左侧触及一实性肿块,可诊断为

    A. 急性子宫内膜炎   B. 急性子宫肌炎   C. 急性盆腔结缔组织炎

    D. 急性输卵管炎   E. 弥漫性腹膜炎

18. 28 岁初产妇,产后 5 日出现下腹痛、低热,恶露量增多,臭味,子宫平脐。可诊断为

    A. 急性子宫内膜炎   B. 急性子宫肌炎   C. 急性盆腔炎

    D. 急性输卵管炎   E. 弥漫性腹膜炎

A3/A4 型题

(19~20 题共用题干)

患者女性,自然分娩后第 6 天,体温 39.8℃,恶心、呕吐,下腹部胀痛(+),反跳痛(+)。

19. 此患者最可能的诊断是

    A. 急性肾盂肾炎   B. 急性子宫内膜炎   C. 急性乳腺炎

    D. 急性盆腔腹膜炎   E. 肠梗阻

20. 对于该患者,正确的处理是

    A. 立即手术,做好术前准备

    B. 立即腹部理疗,以减轻疼痛

    C. 宜取半卧位,使炎症局限

D. 细菌培养及药敏试验结果回报后再选用抗生素治疗

E. 口服解热止痛药

(21~23 题共用题干)

某女性,30 岁,5 日前于家中分娩一男婴,手取胎盘,胎盘娩出完整,阴道流血约 400ml。术后口服磺胺甲噁唑,自昨天下午寒战高热达 39.6℃,呈弛张热,恶露量多且臭味明显,检查下腹压痛明显,盆腔触及边缘不整形肿块。

21. 可能的诊断是

A. 急性子宫内膜炎　　　　B. 急性子宫肌炎　　　　C. 急性输卵管炎

D. 急性盆腔结缔组织炎　　E. 弥漫性腹膜炎

22. 初步判断该患者的病原体是

A. 以大肠杆菌为主　　　　　　　　B. 以金黄色葡萄球菌为主

C. 以厌氧链球菌及大肠杆菌为主　　D. 以溶血性链球菌为主

E. 以沙眼衣原体为主

23. 不恰当的处理方式是

A. 取宫腔分泌物作细菌培养　　　　B. 静脉滴注广谱抗生素

C. B 型超声检查　　　　　　　　　D. 立即刮宫

E. 肌注缩宫素加强宫缩

(24~25 题共用题干)

某女性,31 岁,孕 1 产 0,10 天前在家中分娩一女婴,寒战后高热,左下肢持续性疼痛伴水肿,皮肤发白。

24. 可能的诊断是

A. 急性子宫内膜炎　　　　B. 急性子宫肌炎　　　　C. 急性盆腔结缔组织炎

D. 弥漫性腹膜炎　　　　　E. 血栓静脉炎

25. 初步判断该患者的病原体是

A. 以大肠杆菌为主　　　　　　　　B. 以厌氧链球菌及大肠杆菌为主

C. 以金黄色葡萄球菌为主　　　　　D. 以溶血性链球菌为主

E. 以类杆菌属为主

病例分析

1. 患者 33 岁,G_1P_0,足月妊娠,胎膜早破,破膜后 17 小时临产,分娩过程中因持续性枕横位故行会阴侧切术并予产钳助娩。胎盘自然娩出完整,产后出血 200ml。产后第 4 天发热,偶有寒战,会阴部疼痛。体格检查:体温 39.2℃,脉搏 106 次 / 分钟,血压 110/75mmHg,急性面容,面部潮红,呼吸急促。乳房无异常,腹软,宫底脐平,宫体明显压痛。妇科检查:会阴伤口红肿,有脓性分泌物渗出,压痛明显,血性恶露,量多污浊,有臭味。辅助检查:血常规 WBC18.7 × 10^9/L,中性杆状粒细胞 75%。B 超检查结果显示:子宫 24cm × 18cm × 17cm,宫腔内未见残留组织,双附件区未见包块。

根据以上资料,请回答:

(1) 该患者最可能的临床诊断。

(2) 该患者的护理措施。

2. 患者女性,足月自然分娩后 10 天,总产程共 28 小时,体温 38.8℃,下腹部疼痛,脓血性恶露,量多、有异味,宫底平脐、压痛明显,产妇因不能自己照看孩子心情不佳。诊断为子宫内膜炎。

根据以上资料,请回答:

(1) 该患者可做的相关检查。

(2) 该患者主要的护理诊断。

【参 考 答 案】

1. B　　2. C　　3. B　　4. C　　5. E　　6. D　　7. E　　8. C　　9. E　　10. A

11. C　　12. B　　13. C　　14. E　　15. C　　16. E　　17. C　　18. A　　19. D　　20. C

21. D　　22. C　　23. D　　24. E　　25. E

案例分析

1. (1) 产妇因胎膜早破,持续性枕横位故分娩过程中行会阴侧切术并予产钳助娩,产后出现发热,偶有寒战,会阴部疼痛。阴伤口红肿,有脓性分泌物渗出,压痛明显,血性恶露,量多污浊,有臭味。应考虑产褥感染,其类型应是:急性外阴炎;急性子宫内膜炎、子宫肌炎。

(2) 护理措施:①一般护理:保持病室的安静、整洁、空气新鲜。保持床单及衣物、用物清洁。保证产妇休息充足,多饮水,给予高蛋白、高热量、高维生素易消化饮食,以增强机体抵抗力。取半卧位,利于恶露引流或使炎症局限于盆腔;②心理护理;③缓解症状的护理:a. 用药护理;b. 特殊护理:生命体征的观察和伤口与恶露的观察;④健康教育。

2. (1) 血、尿常规、C-反应蛋白;B超检查;后穹隆穿刺;分泌物或穿刺物培养和药敏试验。

(2) 护理诊断:①体温过高　与感染的发生有关;②疼痛　与生殖道局部感染发生有关;③知识缺乏　缺乏产褥感染相关的知识;④焦虑　与疾病及母子分离或护理孩子的能力受影响有关。

(石琳筠)

13

第十三章
异常新生儿的护理

【重点、难点提示】

异常新生儿主要指在围生期由于孕母和(或)胎儿自身的不良因素,或者孕母在分娩过程中造成的对新生儿的危害,从而需要密切观察和治疗护理的新生儿。新生儿出现异常,直接会引起产妇生理,心理产生一定的不良影响,所以必须加强重视。

一、新生儿窒息的护理

新生儿窒息(neonatal asphyxia)是指在胎儿娩出后 1 分钟,仅有心跳而无呼吸或未建立规律呼吸的缺氧状态。

(一)护理评估

1. 健康史　了解产妇本次妊娠的经过,评估产妇是否高危妊娠;产前、产时有无诱发新生儿窒息的相关因素。详细询问产时情况,是否存在胎儿宫内感染;是否患有先天性心、肺疾患等。

2. 身体状况　重点是新生儿的 Apgar 评分。

3. 辅助检查

4. 心理 - 社会状况　了解家长对该病的认识程度,评估家长对该病后遗症的康复的了解。另外,评估家长是否有因窒息患儿入住重症监护室可能带来的经济方面的压力。

(二)护理诊断及医护合作性问题

1. 自主呼吸障碍

2. 体温过低　与缺氧、环境温度低下有关。

3. 有感染的危险

4. 潜在并发症:缺氧缺血性脑病、颅内压增高。

5. 焦虑(家长)

(三)计划与实施

1. 处理原则　由产科医师,助产士及儿科医师和护士共同配合完成复苏(按照 A→B→C→D 步骤进行),并积极进行支持疗法、控制惊厥、治疗脑水肿。

2. 护理措施　①新生儿窒息复苏处理;②保暖:维持患儿温度在 36.5℃左右;③复苏后护理:继续保暖、保持呼吸道通畅、密切观察患儿病情及生命体征变化;④继续给氧;⑤预防感染及颅内出血;⑥家属的心理护理;⑦健康指导。

二、新生儿产伤的原因及常见类型

(一)新生儿产伤的原因

产伤是指胎儿在分娩过程中,因机械因素对胎儿或新生儿所造成的损伤。近年来由于加强了产前检查及产科技术提高,产伤发生率已明显下降,但仍是引起新生儿死亡及远期致残原因之一。临床上产伤多数与难产相关,以产程延长、产科手术或分娩处理不当引起的损伤多见。因此,产科工作者应加强责任心,提高产科技术和质量,避免产伤发生。

（二）新生儿产伤的常见类型

1. 骨折　锁骨骨折是产伤性骨折中最常见的一种。

2. 神经损伤　周围神经产伤以臂丛神经和面神经损伤较多见。

（三）护理评估

1. 健康史　评估分娩时情况,了解新生儿出生体重,是否有阴道助产以及助产方式等,评估患儿出生后有无被动活动患肢而哭闹等表现。

2. 身体状况

（1）症状:锁骨骨折可见局部肿胀、压痛、患儿上臂活动减少或被动活动时哭闹;如为肱、股骨干骨折表现患肢出现肿胀、畸形、皮下瘀斑,被动活动患儿哭闹;如为青枝骨折则易漏诊,至骨折愈合、局部骨痂隆起时才被发现。

（2）体征:锁骨细长而弯曲,呈横"S"形,锁骨骨折多发生在中外 1/3 交界处,骨折处可扪及骨摩擦感,拥抱反射减弱或消失;肱骨骨折多发生在中段和中上 1/3 处,以横形或斜形骨折多见,位移明显,患侧上肢活动受限;股骨骨折部位多在股骨中下 1/3 处,患肢活动所限;如为颅骨骨折可触及颅骨局部凹陷。各类骨折均有可能伴有软组织损伤。

3. 辅助检查　X 线、CT 或 MRI 有助于骨折的诊断。

（四）护理诊断及医护合作性问题

1. 疼痛　与骨折周围软组织损伤、肿胀、血肿压迫等有关。

2. 焦虑　与家长担心患儿伤痛及担心预后有关。

（五）计划与实施

处理原则:固定患肢处于功能位,避免压迫伤处或牵动患肢。

预期目标:患儿损伤程度减轻,疼痛缓解;患儿家长能了解患儿骨折的原因,能够配合诊疗。

1. 固定患肢

（1）采取适当的固定方法。

（2）避免压迫患处或牵动患肢。

（3）日常护理时减少患肢移动。

2. 家属的心理护理　新生儿骨折常导致产妇及家属紧张、焦虑,部分产妇及家属甚至不能接受骨折的事实。他们担心患儿日后肢体的功能恢复。在护理过程中应做好解释工作,使产妇及家属了解新生儿骨折只要细心照顾,减少患侧肢体的移动,保持功能位,预后较好,不会留下任何功能障碍等后遗症。

3. 健康指导

（1）与家长沟通,使其了解患儿病情以及多数会完全恢复的结局,争取其配合治疗与护理。

（2）介绍有关患儿骨折的护理知识,耐心指导产妇及家属正确的喂养方法及抱患儿的姿势。教会家长护理患肢功能锻炼,争取患儿完全康复。

4. 预防

（1）及时筛查巨大儿。

（2）熟练掌握助产技术。

（3）正确处理肩难产。

三、新生儿黄疸的护理

新生儿黄疸(neonatal jaundice)是由于新生儿时期体内胆红素(大多为未结合胆红素)的累积而引起皮肤巩膜等黄染的现象。

（一）密切观察病情

注意观察皮肤黏膜、巩膜的颜色,根据皮肤黄染的部位和范围,估计血清胆红素的近似值,评价进展情况。必要时使用新生儿黄疸测量仪监测患儿黄疸水平。

（二）减轻黄疸的措施

1. 提早喂养　建议在新生儿黄疸护理中,给新生儿充足的水分,小便过少不利于胆红素的排泄。

2. 注意保护婴儿皮肤、脐部及臀部清洁,防止破损感染。

3. 注意保暖。

4. 防止缺氧和感染等诱因的发生。

5. 蓝光疗法。

6. 换血疗法:此方法常用于严重新生儿溶血症所致高胆红素血症。是降低血清胆红素最快、最有效的方法。需进行换血疗法时,应及时做好病室空气消毒,备齐血及各种药品、物品,严格操作规程。

7. 遵医嘱使用肝酶诱导剂。

8. 遵医嘱输入血浆和白蛋白。

（三）心理护理

给予产妇及家属心理安慰,减轻产妇的心理压力,防止产妇出现不良情绪。

（四）健康指导

1. 向家长讲解疾病的发病原因及预后,耐心解答家长提出的问题,并介绍成功的病例,同时让家长了解治疗的方法及其效果,随时告知家长患儿的状况,以便积极配合治疗护理。

2. 对曾因新生儿溶血症有过死胎、流产史的夫妻,应向其说明告知再次怀孕后按时产前检查的重要性,对有异常者应及时给以治疗。

3. 若为母乳性黄疸,嘱可继续母乳喂养,但黄疸严重,患儿一般情况差,可考虑暂停母乳喂养,黄疸消退后再恢复母乳喂养。

4. 发生胆红素脑病者,注意后遗症的出现,给以治疗和护理。

四、臀红的护理

（一）轻度臀红

局部潮湿是轻度红臀的主要致病因素,治疗的主要方法是保持局部干燥将臀部充分暴露。

（二）重度臀红

除用以上方法外,还应根据不同情况采取以下护理:

Ⅰ度臀红局部可涂用鱼肝油,红外线照射臀部,可加速炎症吸收,其灯泡距离臀部患处 30~40cm,每日 2 次,每次 15~20 分钟。操作中注意保暖,护士应观察皮肤情况,以防烫伤;暴露、照射后局部涂炉甘石洗剂或氧化锌油膏等。男婴应特别注意阴囊下部。

Ⅱ、Ⅲ度臀红可选用氧化锌制剂(糊剂、油膏)。红外线照射臀部,可加速炎症吸收,其灯泡距离臀部患处 30~40cm,每日 2 次,每次 15~20 分钟。操作中注意保暖,护士应观察皮肤情况,以防烫伤;暴露、照射后局部涂炉甘石洗剂或氧化锌油膏等。也可用 0.02% 高锰酸钾溶液坐浴每次 15 分钟,吸干后涂甲紫。如继发细菌或真菌感染,可涂用 0.5% 新霉素氧化锌糊剂或用克霉唑制剂。

（三）臀部护理的注意事项

1. 清洗臀部时,一定要动作轻柔,应以手沾水进行冲洗,避免用毛巾直接擦洗,洗后用浴巾轻轻吸干。女婴应从前向后清洗臀部。

2. 操作时注意保暖,防止新生儿受凉和损伤。

3. 涂抹油类或药膏时,应使用棉签蘸在皮肤上轻轻滚动,不可上下刷抹,以免加剧疼痛和导致损伤。

4. 照射时注意保暖及防止烫伤,避免因感冒引起继发感染。

(四)臀红的预防

1. 保持臀部的清洁和干燥,勤换尿布,每次更换尿布前用温水洗净臀部,清洗时忌用肥皂水;洗后用毛巾擦干,涂以婴儿护臀霜。

2. 选择适合的尿布,最好选择尿不湿或柔软、吸水性好的旧白棉布,尿布外不要用塑料布,否则易使臀部潮湿而发热,致皮肤发红、糜烂。

3. 换下的尿布一定要充分洗涤,并在阳光下暴晒或经煮沸消毒后备用。

五、脐部感染的护理

新生儿脐部感染系因断脐时或出生后处理不当,脐带残端被细菌入侵、繁殖所引起的急性炎症,亦可由于脐血管置保留导管或换血时被细菌污染而导致发炎。

(一)脐部感染的临床表现

轻者脐轮与脐周皮肤轻度红肿,或脱落后伤口不愈合,脐窝湿润。重者脐部及脐周明显红肿发硬,脓性分泌物较多,常伴有臭味。或形成局部脓肿,败血症,病情危重会引起腹膜炎,并有全身中毒症状。可伴有发热,拒乳,精神状态差,烦躁不安等。慢性脐炎时局部形成脐部肉芽肿,为一小樱红色肿物突出、表面可有脓性溢液,经久不愈。

(二)护理要点

1. 正常新生儿脐带观察和护理应该每日一次,直至脐带脱落。脐带未脱落前勿强行剥离。对于轻者脐周无扩散者局部用 2% 碘酒及 75% 酒精清洗,每日 2~3 次。应尽量使其暴露,避免不必要的摩擦。操作时动作轻稳,注意保暖防止新生儿受凉或损伤。

2. 按医嘱使用抗生素

3. 已形成慢性肉芽肿者要用 10% 硝酸银溶液涂擦,或硝酸银棒局部烧灼,如肉芽较大不易烧灼者,应给予手术切除。

4. 随时观察脐部及脐周围有无红、肿、渗出,一旦发生应及时处理。

5. 新生儿出生后,教会家长正确的消毒方法,必须从脐带的根部由内向外环形彻底消毒,保持局部干燥。

6. 脐带残端脱落后,注意观察脐窝内有无樱红色的肉芽增生,发现后及早处理。

7. 避免大小便污染,使用吸水透气性好的消毒尿布。

8. 接触新生儿前及消毒脐部时必须先洗手,新生儿沐浴时要注意保护脐部不被水污染,沐浴后要进行脐部护理,避免发生交叉感染。

9. 脐带残端若长时间不脱落,应检查是否断脐时结扎不牢,应考虑重新结扎。

10. 做好家属宣教工作,保持脐带清洁干燥。

六、惊厥的护理

护理要点

处理原则:镇静,控制惊厥发作,查明病因,对症治疗。

1. 控制惊厥

2. 防止窒息和受伤

3. 吸氧

4. 高热的护理

5. 密切观察病情变化

6. 健康指导

【自测试题】

A1 型题

1. 为婴幼儿进行人工呼吸时,其频率应为
   A. 15~20 次 / 分　　　　　　　B. 20~25 次 / 分　　　　　　C. 25~30 次 / 分
   D. 30~40 次 / 分　　　　　　　E. 40~60 次 / 分

2. 小儿心肺复苏与成人相似,但胸廓按压幅度小于成人,婴儿按压幅度为
   A. 0~1cm　　　　　　　　　　B. 1~2cm　　　　　　　　　C. 2~3cm
   D. 3~4cm　　　　　　　　　　E. 4~5cm

3. 胎儿缺氧早期的表现是
   A. 胎动减少,胎心 <60 次 / 分　　　　　B. 胎动增加,胎心 >140 次 / 分
   C. 胎动减少,胎心变慢 <100 次 / 分　　　D. 胎动减少,胎心变慢 <80 次 / 分
   E. 胎动增加,胎心加快 >160 次 / 分

4. 下列哪种骨折是新生儿产伤时最常见类型
   A. 颅骨骨折　　　　　　　　　B. 锁骨骨折　　　　　　　　C. 股骨骨折
   D. 肱骨骨折　　　　　　　　　E. 肋骨骨折

5. 新生儿窒息的复苏首要的措施是
   A. 吸氧　　　　　　　　　　　B. 气囊加压给氧　　　　　　C. 静注肾上腺素
   D. 保持呼吸道通畅　　　　　　E. 胸外按压

6. 新生儿窒息的 ABCD 复苏方案中的 A 指的是
   A. 维持正常循环,保证足够心搏出量　　　B. 评价与环境
   C. 建立呼吸,增加通气　　　　　　　　　D. 清理呼吸道
   E. 药物治疗

7. 黄疸在出生后 24 小时内出现者应首先考虑
   A. 新生儿生理性黄疸　　　　　B. 新生儿溶血症　　　　　　C. 新生儿肝炎
   D. 新生儿败血症　　　　　　　E. 胆道闭锁

8. 新生儿疾病的护理,下列哪项**不正确**
   A. 掌握新生儿各种疾病的特点
   B. 病室外环境的管理
   C. 病室的环境管理
   D. 按照新生儿疾病的特点,给予特殊的治疗和护理
   E. 新生儿皮肤的清洁和护理

9. 新生儿出生后脐带脱落时间一般为
   A. 1~7 天　　　　　　　　　　B. 8~14 天　　　　　　　　C. 15~21 天
   D. 22~28 天　　　　　　　　　E. 29~35 天

10. 新生儿惊厥的首选药物是
    A. 苯妥英钠　　　　　　　　　B. 地西泮　　　　　　　　　C. 苯巴比妥钠
    D. 水合氯醛　　　　　　　　　E. 冬眠灵

A2 型题

11. 患儿男,出生 1 天,有窒息史,精神萎靡,表情呆滞,反应差,惊厥一次,查体:前囟张力高,拥抱、吸吮反射减弱,初步诊断:新生儿缺氧缺血性脑病。目前最主要的护理问题是

A. 低效性呼吸形态 B. 潜在并发症:惊厥 C. 有失用综合征的危险
D. 知识缺乏 E. 颅内压增高

12. 患儿男,4日,皮肤黄染,吃奶好,血清胆红素172μmol/L,应采取的护理措施为

A. 光照疗法 B. 适当输入白蛋白 C. 无需处理
D. 吸氧 E. 换血疗法

13. 足月男婴,自然分娩,分娩时肩部牵引娩出。体重4000g,生后三天。家长自诉发现男婴右侧上肢无活动。医生查体发现男婴右侧拥抱反射消失,活动男婴右侧上肢时,男婴出现剧烈哭闹该男婴最有可能诊断为

A. 右侧手臂骨折 B. 右侧锁骨骨折 C. 右侧上臂骨折
D. 左侧锁骨骨折 E. 颅脑损伤

A3/A4 型题

(14~17 题共用题干)

患儿男,胎龄32周,母亲因为胎动减少入院就诊,行剖宫产,出生体重3200g,心率89次/分,呼吸正常,口周发绀,躯体红润,弹足底有微弱哭声,四肢松弛。

14. 该患儿出生时的 Apgar 评分

A. 8分 B. 7分 C. 6分
D. 5分 E. 4分

15. 该患儿属于

A. 轻度窒息 B. 中度窒息 C. 重度窒息
D. 极重度窒息 E. 正常新生儿

16. 该患儿首要的护理问题是

A. 自主呼吸障碍 B. 体温过低 C. 焦虑
D. 气体交换受损 E. 营养失调

17. 若患儿2小时后病情恶化,呼吸、心搏骤停,首要的复苏步骤是

A. 评估 B. 胸外按压 C. 加压给氧
D. 静注肾上腺素 E. 开放气道

(18~20 题共用题干)

患儿女,足月新生儿,出生后7天,母乳喂养。生后3天出现黄疸,食欲正常。查体可见脐周红肿,有少许分泌物。

18. 该患儿最有可能的诊断是

A. 新生儿脐炎,败血症 B. 新生儿脐炎,病理性黄疸
C. 新生儿脐炎,新生儿肝炎 D. 新生儿脐炎,生理性黄疸
E. 新生儿脐炎,新生儿溶血

19. 为明确诊断应进行哪项检查

A. 血清胆红素测定 B. 母婴血型 C. 血培养
D. 血常规 E. 甲胎蛋白

20. 患儿目前最主要的护理措施是

A. 蓝光治疗 B. 使用抗生素 C. 脐部护理
D. 静脉补液 E. 鼻饲

病例分析

1. 患儿男,胎龄32周,母亲因胎动减少入院,行剖宫产,出生体重3000g,心率90次/分,呼吸正常,口唇、面部发绀,躯体红润,弹足底有哭声,四肢略屈曲。(较难)

（1）该患儿 Apgar 评分为多少？是否发生了新生儿窒息？

（2）若发生了新生儿窒息应该如何进行复苏？

2. 某新生儿，生后第三天出现皮肤黄染，次日加重，但精神食欲正常，白细胞正常，血清胆红素 192μmol/L，以间接胆红素为主。（易）

请根据以上资料回答：

（1）该新生儿最可能的诊断是什么？

（2）该新生儿血清胆红素升高的原因是什么？

（3）应采取哪些护理措施？

【参 考 答 案】

1. D　　2. B　　3. E　　4. B　　5. D　　6. D　　7. B　　8. B　　9. A　　10. A

11. B　　12. C　　13. B　　14. B　　15. A　　16. D　　17. E　　18. D　　19. A　　20. C

案例分析

1.（1）该患儿评分为 7 分，已经发生了新生儿窒息。

（2）新生儿窒息的复苏应该由产科及儿科医师，护士共同合作完成。

快速评估婴儿是否需要复苏：出生后快速评估新生儿是否为足月产，羊水是否清亮，新生儿有无呼吸或哭声，以及肌张力情况。如果这四个快速评估条件中只要有一条回答是否定的，则新生儿应进入到窒息复苏的步骤中。

复苏程序严格按照 A→B→D→D 步骤进行，顺序不能颠倒。复苏过程中严密心电监护。A 通畅气道 B 建立呼吸 C 恢复循环 D 药物治疗。

监护后需要监护体温，呼吸，心率，血压，尿量，肤色和窒息所致的神经系统症状，注意酸碱失衡，大小便异常，感染和喂养问题。认真观察并做好记录。

2.（1）该新生儿可能的诊断为新生儿生理性黄疸。

（2）该新生儿血清胆红素升高的原因是：①胆红素生成较多；②运转胆红素的能力不足；③肝功能发育不完善；④肠肝循环的特性。

（3）护理措施：①应密切观察皮肤黄染持续的时间、加深的速度、黄染的消退的时间、是否有退后复黄的情况；②注意观察初生婴儿的全身症状，有无精神萎靡、嗜睡、吸吮无力、惊啼不安、两目斜视、四肢强直或抽搐等；③密切观察大、小便颜色，按医嘱维持输液速度及哺乳计划；④保持皮肤及臀部清洁，注意对患儿口腔及眼睛的护理；⑤注意保暖，提早喂养，保证足够热量，保持大便通畅。

（孙美玲）

第十四章
计划生育妇女的护理

【重点、难点提示】

计划生育妇女的一般护理

计划生育（family planning）是采用科学的方法，有计划地生育子女，使人口与经济、社会协调发展。

一、护理评估

（一）健康史

询问拟采取计划生育措施妇女的家族史、现病史、既往史、婚育史及月经情况，了解有无各种计划生育措施禁忌证。

（二）身体状况

对欲采取计划生育措施的妇女进行全面体格检查，评估有无感染、合并急慢性疾病等。同时，通过妇科检查，了解有无妇科炎症、肿瘤、宫颈松弛、撕裂等。

（三）辅助检查

常用的辅助检查方法有白带常规、阴道脱落细胞学检查、B超检查、出凝血时间检查、血常规、尿常规、肝肾功能检查等。另外，根据病史、体格检查情况按需选择相应的特殊检查。

（四）心理 - 社会状况

采取不同计划生育措施的妇女其心理反应不同。

二、护理诊断及医护合作性问题

1. 知识缺乏　缺乏计划生育相关知识。

2. 疼痛　与手术或宫缩有关。

3. 有感染的危险　与腹部切口或宫腔创面有关。

4. 焦虑　与住院手术有关。

三、计划与实施

协助选择计划生育措施；控制疼痛；预防感染；心理护理；健康指导。

四、护理评价

经过治疗和护理，服务对象是否达到了：能描述计划生育相关知识，并积极配合整个计划生育过程；疼痛程度缓解，并逐渐消失；未发生感染；能以良好的心态接受计划生育措施。

常用避孕方法与护理

避孕（contraception）是指采用科学的方法使妇女暂时不受孕。常用的避孕方法有工具避孕和药物避孕。

一、工具避孕

工具避孕是利用器具阻止精子与卵子结合或改变宫腔内环境而达到避孕目的的方法。

（一）阴茎套

阴茎套（condom）也称为避孕套，为男用避孕工具，作为屏障使精液排在阴茎套内不能进入阴道而达到避孕目的。阴茎套还具有预防性传播疾病的作用。

1. 形状与型号

2. 护理要点　重点内容。

选择合适型号的阴茎套，使用前检查有无漏孔，同时排出小囊内空气；射精后，在阴茎软缩前用手捏住阴茎与套口一起取出；每次性交应更换新的阴茎套并全程使用；若阴茎套破裂、滑脱，女方应站立使精液流出体外，阴道内涂上避孕药膏，或在手指上包一纱布，蘸温肥皂水伸入阴道将精液洗出，也可以即刻服用紧急避孕药。

（二）女用避孕套

了解内容。

（三）宫内节育器

宫内节育器（intrauterine device，IUD）是一种安全、有效、经济、简便的可逆性节育器具，易于为广大妇女接受，目前为我国育龄期妇女主要的避孕措施。

1. 种类

惰性 IUD（第一代 IUD）、活性 IUD（第二代 IUD）、第三代 IUD。

2. 避孕原理　难点内容。

至今尚未完全阐明，多认为与以下因素有关：子宫内膜长期受异物刺激产生慢性无菌性炎症反应，阻碍受精和着床；含铜 IUD 释放的铜离子有杀精作用；黄体酮 IUD 释放的孕激素可抑制子宫内膜增生，使宫颈黏液稠厚；使一部分妇女抑制排卵。

3. IUD 放置术

（1）适应证：无禁忌证，且自愿要求放置宫内节育器的所有育龄妇女。

（2）禁忌证：妊娠或可疑妊娠者；生殖道急性炎症者；月经频发、经量过多或不规则阴道流血者；宫颈口过松、重度宫颈撕裂伤或子宫脱垂者；生殖器官肿瘤或子宫畸形者；人工流产后或产后子宫收缩不良，疑有流产不全或感染者；严重全身性疾病者；铜过敏史者禁止放置含铜 IUD；各种性病未治愈；盆腔结核。

（3）放置时间：月经干净后 3~7 天，无性交；人工流产后，宫腔深度 <10cm；自然分娩后 6 周，子宫恢复正常，恶露已净，会阴切口已愈合；剖宫产术后半年；哺乳期需先排除早孕；含孕激素 IUD 在月经第 3 日放置。

（4）操作方法：受术者排空膀胱后取膀胱截石位；消毒铺巾；双合诊检查子宫及双附件情况；阴道窥器暴露宫颈，消毒宫颈与宫颈管；用宫颈钳夹持宫颈前唇，子宫探针探测宫腔深度及行走方向；用放置器将节育器送入宫腔底部，带尾丝者在距宫口 2cm 处剪断；观察无出血即取出宫颈钳和阴道窥器。

（5）护理要点：重点内容。

1）术前为受术者讲解宫内节育器放置术的目的和过程，取得其理解与配合；同时指导其排空膀胱，协助其采取膀胱截石位。

2）手术过程中及时询问受术者的感觉，密切观察血压、脉搏、面色等，如有异常积极配合抢救处理。

3）术后健康指导：休息 3 天，1 周内避免重体力劳动；保持外阴清洁，2 周内禁止性生活及盆浴；前 3 个月内每次行经或大便时注意有无节育器脱落；术后第 1、3、6、12 个月各随访一次，以后每年一次，直至停用；术后可出现少量阴道流血及轻度下腹不适，若发热、腹痛严重或阴道流血量多等，及时就诊。

4）副反应及护理：出血多见于 IUD 放置术后 3 个月内，一般为经量过多、经期延长或周期中不规则出血等。一般不需处理。若出血多，建议休息、增加营养，观察出血量及持续时间，遵医嘱用药。如经上述处理仍无效，应建议患者更换节育器或改用其他避孕方法；腰酸腹胀多因节育器型号与宫腔大小不适应所引起，轻者不需处理，重者遵医嘱给予解痉药或考虑更换合适的节育器。

5）并发症及护理：感染一旦发生，应采用抗生素积极治疗的同时取出节育器；节育器异位或断裂确诊后，根据其所在位置经腹腔或经阴道将节育器取出；节育器脱落多发生于术后第 1 年，尤其是最初 3 个月常与经血一起排出，因此放器 1 年内应定期随访；带器妊娠一经确诊，行人工流产同时取出节育器。

4. IUD 取出术

（1）适应证：有并发症或副反应，经治疗无效者；带器妊娠者；改用其他避孕措施或绝育者；计划再生育；放置期限已满者；围绝经期停经 1 年以内者。

（2）禁忌证：生殖器官急性或亚急性炎症者；严重全身性疾病者。

（3）取器时间：以月经干净后 3~7 天为宜；出血量多者可随时取出，必要时行诊断性刮宫；带器妊娠者于人工流产时取出；异位妊娠者行诊断性刮宫时或术后出院前取出。

（4）操作方法：取器前，确定 IUD 在宫内，并判断其类型。常规消毒，有尾丝者用血管钳夹住尾丝轻轻牵拉取出；无尾丝者用取环钩或取环钳将 IUD 取出。取器困难者可在 B 超指引下进行操作，必要时宫腔镜下取出。

（5）护理要点：保持外阴清洁；休息 1 天，并注意观察阴道流血情况；2 周内禁盆浴及性生活。

二、药物避孕

药物避孕也称激素避孕（hormonal contraception），是指采用女性甾体激素避孕。其优点为安全、高效、经济、方便，是一种易为育龄期妇女接受的避孕方法。

（一）避孕原理

难点内容。

抑制排卵；改变宫颈黏液的性状；改变子宫内膜的功能与形态；改变输卵管的功能。

（二）适应证

所有的健康育龄妇女。

（三）禁忌证

严重心血管疾病、血液病或血栓性疾病患者；急、慢性肝炎或肾炎患者；内分泌疾病，如糖尿病需用胰岛素控制者、甲状腺功能亢进者；恶性肿瘤、癌前病变、子宫或乳房肿块者，月经稀少者；产后月经未来潮或哺乳期妇女；年龄 >35 岁的吸烟妇女或年龄 >45 岁者；精神病生活不能自理者；有严重偏头痛，反复发作者；血液病或血栓性疾病。

（四）甾体激素避孕药的种类

口服避孕药、长效避孕针、速效避孕药、缓释避孕药、避孕贴剂。

（五）护理要点

重点内容。

1. 副反应及护理

（1）类早孕反应：一般坚持服药 2~3 个周期后症状减轻或消失。轻者不需处理，较重者，若治疗无效，可考虑停药或改用其他措施。

（2）月经改变：个别人用药后月经量明显减少，甚至发生闭经。如用药过程中连续停经 3 个周期，应停药改用其他避孕措施。若停药后仍无月经来潮，应查明原因，并给予相应治疗。

（3）突破性出血：多因漏服药引起。少数未漏服也可发生，轻者不需处理。若未漏服药，出血发生在月经的前半周期,可每晚加服炔雌醇0.005~0.015mg,直至服完本周期避孕药为止;若出血发生在月经的后半周期,可于每晚加服避孕药1/2~1片,直至服完本周期避孕药。若出血似月经量,应当作一次月经处理,或更换避孕药。

(4) 皮肤症状:极少数妇女可发生颜面皮肤淡褐色色素沉着,停药后不一定消退。一般服用含雌激素的避孕药,可改善原有的痤疮症状。

(5) 体重变化:少数妇女服药后体重增加,一般在服药的最初几个月较明显。

(6) 其他:偶可出现皮疹、头痛、复视、瘙痒、乳房胀痛、功能性卵巢囊肿、情绪变化等,对症处理,严重者停药。长期用药,可降低子宫内膜癌、卵巢癌的发病率。

2. 用药指导　复方短效口服避孕药宜选择晚上服药;拟停用长效避孕药者,应在最后一次月经的第5日开始服用短效避孕药3个周期作为过渡;避孕药应存放于阴凉干燥处,受潮后不宜使用;注射长效针剂避孕药时,应将药液吸尽注完,并作深部肌内注射;苯妥英钠、苯巴比妥、奥卡西平、卡马西平、利福平、氨苄西林、四环素等药物可增加避孕失败的可能;复方短效口服避孕药停药后即可妊娠,长效避孕药需停药后6个月妊娠安全。

三、其他避孕方法

紧急避孕;安全期避孕;外用杀精剂;免疫避孕法。

终止妊娠方法与护理

避孕失败但不愿生育、孕妇患有某种疾病不宜继续妊娠或检查发现胚胎或胎儿有异常时,需及时终止妊娠。常用的方法有药物流产、人工流产、药物引产等。

一、药物流产

药物流产(medical abortion)即应用药物终止早期妊娠。目前,临床常用药物为米非司酮配伍米索前列醇。

1. 适应证　停经49天以内,经B超证实为宫内早孕,年龄小于40岁,且自愿要求采用药物终止妊娠的健康妇女;有人工流产高危因素者;对手术流产存在疑虑或恐惧心理者。

2. 禁忌证　有使用米非司酮禁忌证者;有使用前列腺素类药物禁忌证者;长期服用下列药物者,如利福平、异烟肼、抗癫痫药、抗抑郁药、西咪替丁、前列腺素抑制剂、巴比妥类等,其他。

3. 服药方法　第1日晚口服米非司酮50mg,第2日早、晚各口服米非司酮50mg,第3日晨口服米索前列醇600μg;口服米非司酮25mg,每日2次,连续3日,于第4日上午口服米索前列醇600μg。

4. 副反应　消化道症状;下腹疼痛;出血;感染。

5. 护理要点　重点内容。

(1) 用药后注意观察腹痛及阴道流血情况,指导患者保留阴道排出物并送医生检查或做病理检查。

(2) 出血量多,疑为不全流产时应及时行清宫术,必要时需输血抢救。

(3) 流产后发生感染者,遵医嘱予抗生素治疗。

(4) 每次服药前后至少空腹1小时。

二、手术流产

手术流产(operation abortion)即采用手术的方法终止妊娠,包括负压吸引术和钳刮术。其中,负压吸引术适用于妊娠10周内者,钳刮术适用于妊娠11~14周者。

1. 适应证　妊娠14周内,自愿要求终止妊娠且无禁忌证者;因各种疾病(包括遗传性疾病)不宜继续妊娠者。

2. 禁忌证　严重全身性疾病,不能耐受手术者;各种疾病的急性阶段;生殖器炎症;妊娠剧吐酸中毒尚未纠正者;术前24小时内2次体温≥37.5℃者。

3. 操作方法　受术者排空膀胱,取膀胱截石位,消毒外阴、阴道,铺无菌巾。双合诊查清子宫及附件的大小、位置。必要时行静脉全身麻醉,即无痛人工流产。

(1) 负压吸引术:消毒宫颈;探测宫腔;扩张宫颈;吸宫。术毕检查,发现异常者送病理检查。

(2) 钳刮术:术前需应用机械或药物方法充分扩张宫颈;术中用卵圆钳钳夹胎儿及胎盘。术后注意预防出血与感染。

4. 护理要点　重点内容。

(1) 术前准备:详细询问病史,做好必要的化验检查;协助医生掌握手术适应证与禁忌证;向受术者介绍操作步骤,让其了解手术过程,缓解紧张情绪。

(2) 术中配合:严密观察受术者的面色、神志、生命体征等,若有异常,及时通知医生,必要时暂停手术,配合医生进行处理;未行全身麻醉者,指导其减轻不适的技巧。

(3) 术后护理:在观察室休息1~2小时,注意其腹痛及阴道流血情况,无异常可回家休息;指导受术者保持外阴清洁,1个月内禁止盆浴及性生活;负压吸引术后休息2周,钳刮术后休息2~4周;若有腹痛或阴道流血增多,嘱及时就诊;避孕措施指导。

(4) 并发症及护理:出血可在扩张宫颈后注射缩宫素,并尽快钳取或吸取胎盘及胚胎;子宫穿孔:应立即停止手术,遵医嘱给予缩宫素和抗生素,严密观察受术者的生命体征,若情况稳定,胚胎组织尚未吸净者,可在B超或腹腔镜监护下尽快完成手术,尚未进行吸宫操作者,则可等待1周后再清除宫腔内容物,若症状严重,不能排除内出血增多或疑有脏器损伤,应立即剖腹探查;人工流产综合反应:术前应做好受术者的心理护理,扩张宫颈动作要轻柔,吸宫时注意掌握适度负压,一旦出现心率减慢,遵医嘱静脉注射阿托品0.5~1mg;吸宫不全超确诊后,若无明显感染征象,应尽早刮宫,刮出物送病理检查,术后用抗生素预防感染,若伴感染,控制感染后再行刮宫术;漏吸:若吸出物过少,未见胎囊等妊娠物,应复查子宫大小、位置及形状,重新探测宫腔,若仍未见绒毛或胚胎组织时,应排除异位妊娠的可能;确属漏吸,应再次行负压吸引术;感染:应指导患者半卧位休息,支持疗法,并积极抗感染治疗,宫内有残留组织者,按感染性流产处理;羊水栓塞:治疗措施见第十一章第四节;远期并发症。

三、药物引产

药物引产是用于终止中期妊娠的主要方法,目前常用的药物为利凡诺。其安全用药量为100mg,反应量为120mg,中毒量为500mg。

1. 适应证　妊娠14~27周,要求终止妊娠而无禁忌证者;因某种疾病不宜继续妊娠者。

2. 禁忌证　急慢性肝、肾疾病或肝、肾功能不全者;各种疾病的急性期;生殖器官炎症或穿刺部位皮肤有感染者;前置胎盘者;术前24小时内2次体温≥37.5℃者。

3. 操作方法　羊膜腔内注入法;宫腔内羊膜腔外注入法。

4. 护理要点　重点内容。

(1) 心理护理:为受术者提供倾诉的机会,给予相应的安慰与鼓励,使其积极配合治疗。

(2) 术前准备:做好B超检查;术前3天禁止性生活;协助医生掌握适应证与禁忌证,发现异常情况及时通知医生。

(3) 术中配合:观察受术者的生命体征,注意识别羊水栓塞症状。

(4) 术后护理:监测生命体征,观察并记录宫缩开始的时间、强度等。如发生胎膜早破,破膜超过12小时仍未临产者,每日擦洗外阴2次,并遵医嘱使用抗生素预防感染。

(5) 产时护理:观察产程进展;指导产妇正确用力;胎儿娩出后遵医嘱给予宫缩剂。

(6) 产后护理:检查有无产道裂伤及胎盘的完整性;观察宫缩及阴道流血情况;了解产妇排尿功能恢复情况,如有尿潴留应及时处理;保持会阴部清洁,及时更换卫生巾,以防产后感染;行退乳指导,并观察有无乳房肿胀;产后6周内禁止盆浴及性生活,同时为产妇提供避孕指导。

四、水囊引产

水囊引产是将水囊置于子宫壁和胎膜之间,囊内注入一定量的生理盐水,使宫内压力增高,诱发宫缩,使胎儿及其附属物排出的终止妊娠方法。

1. 适应证　妊娠 14~27 周,要求终止妊娠且无禁忌证者;因患各种疾病不宜继续妊娠者。

2. 禁忌证　慢性疾病的急性发作期;急性生殖器官炎症者;瘢痕子宫或宫颈发育不良者;前置胎盘者;术前 24 小时内 2 次体温≥37.5℃者。

3. 操作方法

4. 护理要点　水囊注水量最多不超过 500ml。在注入的生理盐水中加入几滴美兰,以区别羊水与注入液。放置水囊后应特别注意观察有无寒战、发热等感染征象,发现异常及时取出水囊,并行抗感染治疗。放置水囊后出现规律宫缩时应取出水囊。不论有无宫缩,水囊放置时间最长不应超过 48 小时。如发现破水,应立即取出水囊,同时静脉滴注缩宫素,促使胎儿尽快排出。水囊引产失败者,应观察 72 小时,如无感染征象,可再次放置水囊或改用其他方法。放置水囊最多不超过 2 次。其余同依沙吖啶引产。

女性绝育方法与护理

绝育(sterilization)是指采用人工方法阻断受孕途径,使达到永不生育的目的。

一、经腹输卵管绝育术

1. 适应证　自愿接受输卵管绝育术且无禁忌证者;患有严重全身性疾病不宜生育者;患有某些遗传性疾病或精神病不宜生育者。

2. 禁忌证　全身情况不良不能耐受手术者;各种疾病的急性期;腹壁皮肤有感染灶或急、慢性盆腔感染者;严重的神经官能症者;24 小时内有 2 两次间隔 4 小时的体温≥37.5℃者。

3. 手术时间　非孕妇女以月经干净后 3~7 天为宜;人工流产后、中期妊娠终止后即可进行;足月顺产产后和剖宫产产时即可施行;难产或疑产时感染者需住院观察 3 日或以上无异常情况再施行;哺乳期或闭经妇女则应排除早孕再行。

4. 操作方法

5. 护理要点

(1) 心理护理:与受术者进行交流,告知其手术方法、麻醉用药、注意事项等,缓解其紧张、焦虑情绪。

(2) 术前准备:详细询问病史,进行全身体格检查及妇科检查等,全面评估受术者,并进行器械准备、皮肤准备、药物过敏试验等。

(3) 术中配合:熟悉手术步骤,按顺序传递器械;认真清点器械及敷料。

(4) 术后护理:密切观察生命体征,观察切口敷料有无渗血,有无腹痛、内出血或脏器损伤等征象;卧床休息 4~6 小时后,鼓励受术者下床活动;术后 6 小时督促受术者排尿。

(5) 并发症及护理:出血、血肿一旦发现应立即止血,血肿形成者切开止血后再缝合;感染:术前严格掌握适应证与禁忌证,术中严格无菌操作,必要时术后用抗生素;膀胱及肠道损伤:术前应排空膀胱及肠道,术中谨慎、细致操作;输卵管再通:操作时需思想高度集中,严防误扎、漏扎输卵管。

(6) 出院指导:术后休息 3~4 周,保持会阴部清洁,禁止性生活及盆浴 2 周。

二、经腹腔镜输卵管绝育术

1. 适应证　同经腹输卵管绝育术。

2. 禁忌证　除经腹输卵管绝育术的禁忌证外,还包括腹腔粘连、心肺功能不全、膈疝等。

3. 手术时间　产后应于 6 周后行输卵管绝育术。其余同经腹输卵管绝育术。

4. 操作方法

5. 护理要点　同输卵管绝育术。

【自　测　试　题】

A1 型题

1. 2016 年,我国实施"全面二孩"政策,这是我国进入 21 世纪以来,国家计划生育政策又一次重大调整,其主要原因是
　　A. 加快我国人口增长速度　　　　B. 带动我国经济增长　　　　C. 解决人口分布不均问题
　　D. 缓解人口老龄化问题　　　　　E. 提升我国人口素质

2. 违法生育的公民需要缴纳社会抚养费吗
　　A. 不需要　　　　　　　　　　　B. 需要　　　　　　　　　　C. 无所谓
　　D. 以上都对　　　　　　　　　　E. 以上都不对

3. 我国控制人口增长的主要措施是
　　A. 人工流产　　　　　　　　　　B. 节育　　　　　　　　　　C. 绝育
　　D. 引产　　　　　　　　　　　　E. 优生

4. 我国妇女采用的主要避孕措施为
　　A. 避孕套　　　　　　　　　　　B. 放置宫内节育器　　　　　C. 口服避孕药
　　D. 外用杀精剂　　　　　　　　　E. 安全避孕期

5. 已有一个子女要求长期避孕妇女,首选的避孕方法是
　　A. 避孕套　　　　　　　　　　　B. 口服短效避孕药　　　　　C. 宫内节育器
　　D. 缓释避孕药皮下埋植　　　　　E. 阴道杀精剂

6. 口服短效避孕药,开始服药的时间应在
　　A. 月经来潮的第 5 天　　　　　　B. 月经来潮的第 7 天　　　　C. 月经来潮的第 14 天
　　D. 月经干净后的第 5 天　　　　　E. 月经干净后的第 7 天

7. 当晚漏服短效避孕药,补服的时间应在
　　A. 8 小时内　　　　　　　　　　B. 10 小时内　　　　　　　　C. 12 小时内
　　D. 14 小时内　　　　　　　　　　E. 16 小时内

8. 剖宫产妇女放置宫内节育器的时间应在术后
　　A. 2 个月　　　　　　　　　　　B. 3 个月　　　　　　　　　C. 6 个月
　　D. 9 个月　　　　　　　　　　　E. 12 个月

9. 在下述避孕方法中,失败率高的是
　　A. 使用避孕套　　　　　　　　　B. 放置宫内节育器　　　　　C. 口服短效避孕药
　　D. 安全期避孕法　　　　　　　　E. 注射长效避孕针

10. 下述哪项**不是**放置宫内节育器的禁忌证
　　A. 生殖器官肿瘤　　　　　　　　B. 生殖器官炎症　　　　　　C. 子宫脱垂
　　D. 有剖宫产史者　　　　　　　　E. 月经频发

11. 口服避孕药的禁忌证**不包括**
　　A. 慢性肝炎　　　　　　　　　　B. 甲亢　　　　　　　　　　C. 精神病
　　D. 痛经　　　　　　　　　　　　E. 子宫肌瘤

12. 避孕药的副作用**不包括**
　　A. 类早孕反应　　　　　　　　　B. 服药期出血　　　　　　　C. 皮肤色素沉着
　　D. 痛经　　　　　　　　　　　　E. 月经量减少

13. 长期服用避孕药欲停药生育者,应在停药后何时受孕为宜
    A. 1 个月　　　　　　　　B. 2 个月　　　　　　C. 3 个月
    D. 4 个月　　　　　　　　E. 6 个月

14. 宫内节育器避孕机制,下述何项**不正确**
    A. 干扰受精卵着床　　　　B. 影响受精卵发育　　C. 抑制排卵
    D. 改变宫腔内自然环境　　E. 影响精子运行

15. 放置宫内节育器的最佳时间是
    A. 月经干净后立即　　　　B. 月经干净后 1~2 日　C. 月经干净后 3~7 日
    D. 月经干净后 7~10 日　　E. 安全期

16. 取出宫内节育器的时间应在
    A. 月经干净后 1~2 日　　　B. 月经干净后 3~7 日　C. 月经干净后 7~10 日
    D. 月经干净后立即　　　　E. 月经来潮前 3~7 日

17. 宫内节育器放置术最严重的并发症是
    A. 子宫穿孔　　　　　　　B. 节育器嵌顿　　　　C. 感染
    D. 节育器脱落　　　　　　E. 子宫出血

18. 放置宫内节育器术后注意事项,何项**不正确**
    A. 术后休息 3 天
    B. 术后休息 15 天
    C. 术后 1 周内避免重体力劳动
    D. 术后 2 周内禁止性生活和盆浴
    E. 如有严重腹痛、发热、阴道流血量多,应随时就诊

19. 放置宫内节育器后的随访时间,正确的是
    A. 术后每 2 个月随访 1 次
    B. 术后每 6 个月随访 1 次
    C. 术后每个月随访 1 次,半年后每 3 个月随访 1 次
    D. 术后 3 个月、6 个月、1 年各随访 1 次,以后每 2 年 1 次
    E. 术后 1 个月、3 个月、6 个月、1 年各随访 1 次,以后每年 1 次

20. 宫内节育器的并发症除外
    A. 感染　　　　　　　　　B. 子宫穿孔　　　　　C. 节育器异位
    D. 血肿　　　　　　　　　E. 带器妊娠

21. 口服短效避孕药的不良反应,下列哪项正确
    A. 避孕药中含孕激素可刺激胃黏膜出现早孕反应
    B. 服量过多可引起阴道不规则出血
    C. 由于药物抑制丘脑 - 垂体轴,可引起闭经
    D. 可引起体重减轻
    E. 可使经血量增多,不适用于经量多的妇女

22. 妊娠 60 天时终止妊娠最常用的方法是
    A. 负压吸宫术　　　　　　　　B. 钳刮术
    C. 依沙吖啶羊膜腔内注射法　　D. 静脉滴注缩宫素
    E. 药物流产

23. 宫内节育器和类固醇避孕药相同的机制是
    A. 产生前列腺素　　　　　　　　B. 子宫内膜非细菌性异物反应

C. 不利于孕卵着床　　　　　　　　　　　　　D. 抑制卵泡的正常发育和排卵

    E. 吞噬细胞功能明显活跃

24. 药物流产主要适用于停经后

    A. 40 天内　　　　　　　　B. 45 天内　　　　　　　　C. 49 天内

    D. 60 天内　　　　　　　　E. 70 天内

25. 负压吸宫术主要适用于妊娠

    A. 6 周内　　　　　　　　B. 8 周内　　　　　　　　C. 10 周内

    D. 12 周内　　　　　　　E. 14 周内

26. 钳刮术适用于妊娠

    A. 6 周内　　　　　　　　B. 8 周内　　　　　　　　C. 10 周内

    D. 12 周内　　　　　　　E. 10~14 周内

27. 负压吸宫术术后护理,**不正确**的是

    A. 在观察室观察 30 分钟,无异常方可离开

    B. 注意观察阴道流血及腹痛情况

    C. 保持外阴清洁

    D. 禁止性生活及盆浴 1 个月

    E. 如有发热、阴道流血持续 10 天以上,应到医院就诊

28. 依沙吖啶引产时,稀释药物只能用

    A. 注射用水或羊水　　　　B. 生理盐水　　　　　　　C. 5% 葡萄糖溶液

    D. 10% 葡萄糖溶液　　　　E. 5% 葡萄糖盐水

29. 依沙吖啶引产术的护理观察,**不正确**的是

    A. 多数孕妇在注药后 24~48 小时出现体温升高

    B. 体温升高在 39℃ 以内者不需处理

    C. 一般在用药后 12~24 小时开始宫缩

    D. 宫缩规律后,应协助医生观察产程进展情况

    E. 胎儿胎盘约在用药后 48 小时娩出

30. 人工流产时易发生子宫穿孔的是

    A. 哺乳期子宫　　　　　　B. 初孕子宫　　　　　　　C. 双角子宫

    D. 前倾子宫　　　　　　　E. 后倾子宫

31. 人工流产时病人出现颜面苍白,胸闷,脉搏减慢及血压下降,应首先考虑的是

    A. 子宫穿孔　　　　　　　B. 空气栓塞　　　　　　　C. 羊水栓塞

    D. 人流综合征反应　　　　E. 吸宫不全

32. 负压吸宫术最严重的并发症是

    A. 吸宫不全　　　　　　　B. 子宫穿孔　　　　　　　C. 栓塞

    D. 漏吸　　　　　　　　　E. 出血

33. 人工流产综合征发生的主要原因是

    A. 受术者有心脏病

    B. 受术者高度精神紧张

    C. 吸宫不全

    D. 出血过多

    E. 术中对子宫或宫颈局部刺激引起迷走神经反应

34. 人工流产吸宫术适用于

A. 妊娠 3 周内   B. 妊娠 10 周内   C. 妊娠 12 周内

D. 妊娠 14 周内   E. 以上均可

35. 吸宫术后在观察室继续观察的时间是

 A. 15 分钟   B. 30 分钟   C. 1~2 小时

 D. 2~3 小时   E. 3~4 小时

36. 人工流产术后禁止性生活的时间是

 A. 1 周内   B. 2 周内   C. 3 周内

 D. 4 周内   E. 5 周内

37. 妊娠 8 周要求终止妊娠,宜选用下列哪种方法

 A. 药物流产   B. 钳刮术   C. 负压吸引术

 D. 依沙吖啶引产   E. 水囊引产

38. 下列哪项**不是**人流综合征的临床表现

 A. 面色苍白   B. 血压下降   C. 晕厥

 D. 胸闷   E. 阴道大量出血

39. 下列哪项**不是**绝育手术术后并发症

 A. 出血、血肿   B. 脏器损伤   C. 感染

 D. 尿潴留   E. 绝育失败

40. 关于人工流产负压吸引术叙述**错误**的是

 A. 术前监测体温

 B. 用 53~70kPa 负压吸引

 C. 受术者手术前排空膀胱

 D. 手术完毕需检查吸出物中胎囊、绒毛是否完整

 E. 需探测宫腔,扩张宫颈

41. 手术流产最常见的并发症是

 A. 人工流产综合征   B. 子宫穿孔   C. 感染

 D. 吸宫不全   E. 漏吸

42. 手术流产最严重的并发症是

 A. 出血   B. 人工流产综合征   C. 感染

 D. 羊水栓塞   E. 漏吸

43. 关于依沙吖啶引产叙述**错误**的是

 A. 用于 15~24 周妊娠者   B. 是一种安全性较高引产方式

 C. 是一种强力杀菌药   D. 引产成功率 90%~100%

 E. 用量一般不超过 150mg

44. 非孕妇女输卵管绝育术时间最好选择在

 A. 月经干净后 2~3 日   B. 月经干净后 3~7 日   C. 月经干净后 7~10 日

 D. 月经来潮前 3~5 日   E. 避开排卵期即可

45. 输卵管绝育术的作用机制是

 A. 改变宫腔内环境   B. 干扰受精卵着床

 C. 阻止精子与卵子相遇   D. 杀死精子

 E. 增加宫颈黏液的黏稠度

46. 关于女性绝育**错误**的是

 A. 是利用人工方法阻断受孕途径,而达到永久不生育的目的

B. 是对输卵管的切断、结扎等使精子与卵细胞不能相遇

C. 是一种永久性的不可逆的节育措施

D. 传统的绝育方式是经腹壁小切口绝育

E. 对妇女的损伤较小

47. 避免节育后感染的措施中,**不必要**的是

A. 严格掌握禁忌证及适应证　　　　　B. 严格执行无菌操作

C. 尽量减少对组织的损伤　　　　　　D. 术前三天给予广谱抗生素预防感染

E. 避免异物残留

48. 关于女性绝育方法的机制,下列哪项正确

A. 阻止精子进入宫腔　　B. 影响受精卵着床　　C. 影响输卵管的蠕动速度

D. 阻止精子、卵子相遇　　E. 干扰内分泌调节

49. 关于输卵管夹绝育术,下列哪项**不正确**

A. 不损伤输卵管管腔　　　　　　　　B. 为可逆性绝育术

C. 失败率低　　　　　　　　　　　　D. 可避免对输卵管所造成的一切损伤

E. 尤其适用于哺乳期妇女

50. 关于输卵管结扎,下列哪项**不正确**

A. 非孕结扎应选在月经后 15~20 天进行

B. 神经官能症或对手术顾虑较大者应暂缓手术

C. 有腹痛、白带增多、附件肿大者暂缓手术

D. 结扎前需鉴别输卵管

E. 人工流产后可立即行结扎术

51. 进行输卵管结扎术的最佳时间是

A. 人工流产术后 3~7 天　　B. 正常产后 10 天　　C. 难产后 72 小时

D. 正常月经干净后 20 天　　E. 月经后 3~7 天

52. 判断输卵管绝育术成功的最佳方法是

A. 输卵管通液术　　　　　　　　　　B. 子宫输卵管造影油造影

C. 宫腔镜　　　　　　　　　　　　　D. 腹腔镜

E. 阴道镜

53. 输卵管结扎时最易误扎的部位是

A. 输尿管　　　　　　　B. 阔韧带　　　　　　C. 圆韧带

D. 子宫动脉　　　　　　E. 卵巢动脉

54. 下列哪种情况**不属于**输卵管结扎并发症

A. 出血、血肿　　　　　　B. 感染　　　　　　C. 子宫内膜异位症

D. 脏器损伤　　　　　　　E. 术后再次妊娠

55. 输卵管结扎最常选用的部位是

A. 间质部　　　　　　　B. 峡部　　　　　　C. 伞部

D. 壶腹部　　　　　　　E. 角部

A2 型题

56. 高女士,新婚,计划半年后受孕,前来咨询避孕方法,最恰当的指导是

A. 使用避孕套　　　　　B. 口服短效避孕药　　　C. 放置宫内节育器

D. 安全期避孕法　　　　E. 注射长效避孕针

57. 李女士,28 岁,正常分娩后 8 个月,其最佳的避孕方法是

A. 使用避孕套　　　　　　　B. 口服短效避孕药　　　　C. 放置宫内节育器
D. 安全期避孕法　　　　　　E. 服用速效避孕药

58. 张女士,婚后2年,采用药物避孕,曾漏服短效避孕药3天,现停经52天,妊娠试验阳性,阴道少量流血1周,时常伴有下腹痛,下列处理措施哪项最佳
A. 复查妊娠试验　　　　　　　　　　B. 卧床休息,服用镇静剂
C. 注射黄体酮保胎　　　　　　　　　D. 负压吸宫术
E. 药物引产

59. 第二胎产妇,产后半年月经未复潮,仍哺乳,检查宫颈光滑,子宫大小正常,后倾位,无压痛,活动好,双附件无异常。建议选用何种避孕方法
A. 宫内节育器　　　　　　　B. 口服避孕药　　　　　　　C. 阴道隔膜
D. 安全期避孕　　　　　　　E. 体外排精

60. 某女,23岁,妊娠42天口服米非司酮及米索前列醇,仅6小时排出完整的胎囊及绒毛,阴道流血不多。其流产最主要机制为
A. 前列腺素作用引起子宫收缩
B. 抗雌激素作用
C. 抑制早孕作用
D. 抗黄体酮与黄体酮竞争子宫内膜受体,但不产生黄体酮作用,使蜕膜坏死出血
E. 丙酸睾酮抑制孕卵生长,达到终止妊娠效果

61. 王女士,妊娠80天,行钳刮术时出血量多,止血的主要措施是
A. 注射止血药　　　　　　　B. 迅速清理子宫腔　　　　　C. 注射缩宫素
D. 按摩子宫　　　　　　　　E. 输液输血

62. 女,30岁,多次行人工流产术,末次人工流产在3个月前,人工流产后停经3个月,有周期性下腹部疼痛伴肛门坠胀感。妇科检查:宫颈举痛(+),子宫稍大,有压痛。诊断可能是
A. 子宫内膜异位　　　　　　B. 宫颈粘连　　　　　　　　C. 月经不调
D. 宫外孕　　　　　　　　　E. 早孕

63. 女,38岁,于5个月前因妊娠2个月行人工流产术,术后月经即停止来潮,无不适,测基础体温呈双相曲线,检查盆腔无异常发现。最可能引起闭经的原因是
A. 妊娠　　　　　　　　　　　　　　B. 宫颈粘连
C. 卵巢功能早衰　　　　　　　　　　D. 子宫内膜基底层破坏
E. 子宫内膜海绵层和致密层破坏

64. 王女士,36岁,孕4产1,因采用多种避孕措施均失败,医生劝其行绝育术。该女士听说手术很痛苦,绝育后会影响性生活质量,心有疑虑,夜不能寐,特向护士咨询绝育的相关知识。该女士首选的护理诊断是
A. 有感染的危险　　　　　　B. 疼痛　　　　　　　　　　C. 焦虑
D. 有皮肤完整性受损的危险　E. 性生活形态改变

A3 型题

(65~66题共用题干)

28岁,女性,已育一子,现停经52日,医生诊断为"早孕",准备进行"人工流产加置宫内节育器"术。

65. **不属于**术中巡回护士配合的工作是
A. 做好心理护理,以安定情绪　B. 检查心、肺、肝　　　　C. 供应手术者需要的物品
D. 连接负压吸引器　　　　　　E. 观察受术者情况

66. 人流加放置 TCu380A（带铜 T 形宫内节育器）后，护士告知受术者无异常情况下，节育器可使用

　　A. 1~4 年　　　　　　　　B. 5~8 年　　　　　　　C. 9~10 年

　　D. 10~15 年　　　　　　　E. 15~20 年

（67~69 题共用题干）

刘女士，28 岁，孕 3 产 1，因停经 56 天、要求终止妊娠而就诊。在明确诊断且排除禁忌证后拟采取负压吸宫术。该女士因害怕疼痛而犹豫，紧张不安。

67. 按首选原则现存护理诊断最主要的是

　　A. 知识缺乏　　　　　　　B. 疼痛　　　　　　　　C. 恐惧

　　D. 组织完整性受损　　　　E. 组织灌注量改变

68. 在手术过程中，该女士突然出现面色苍白、出冷汗、头晕、恶心，且感胸闷，测心率 56 次/分，血压 90/60mmHg。该女士最可能出现了

　　A. 子宫穿孔　　　　　　　B. 大出血　　　　　　　C. 漏吸

　　D. 人工流产综合征　　　　E. 吸宫不全

69. 该女士手术后需休息

　　A. 1 周　　　　　　　　　B. 2 周　　　　　　　　C. 3 周

　　D. 1 个月　　　　　　　　E. 2 个月

（70~71 题共用题干）

27 岁，女性，停经 40 日，人工流产术中主诉心悸、胸闷、面色苍白，测血压 90/60mmHg，心率 56 次/分。

70. 考虑诊断为

　　A. 子宫穿孔　　　　　　　B. 人工流产综合征　　　C. 吸宫不全

　　D. 漏吸　　　　　　　　　E. 羊水栓塞

71. 作为手术室护士，你应该立刻协助医生进行

　　A. 加速手术速度　　　　　　　　B. 静脉注射阿托品 0.5mg

　　C. 输血、补液　　　　　　　　　D. 帮助患者改变体位

　　E. 安慰受术者

（72~73 题共用题干）

29 岁，女性，生育后选择避孕套避孕，一次性生活后，发现避孕套破损。

72. 此时应急措施应选择

　　A. 不做任何处理　　　　　　　　B. 口服紧急避孕药　　　C. 阴道冲洗

　　D. 口服复方短效避孕药　　　　　E. 阴道放置杀精剂

73. 患者未做任何处理，事后出现停经，约 40 日左右开始出现头晕、乏力、恶心等症状，该患者可能出现了什么问题，建议选择协助诊断的方法是

　　A. 血常规检查　　　　　　　　　B. 腹部 B 超　　　　　　C. 尿 hCG 检查

　　D. 颅脑 CT　　　　　　　　　　E. 消化道造影

A4 型题

（74~75 题共用题干）

某女，38 岁，孕 2 产 2，放置圆形宫内节育器 2 年，现停经 49 天，恶心呕吐，不能进食 3 天，查尿 hCG(+)，考虑为带器妊娠。关于带器妊娠

74. 下列叙述<u>错误</u>的是

　　A. 选择的 IUD 小于宫腔大小

B. 子宫收缩使 IUD 下移导致避孕失败

C. 双子宫的妇女只放置了一侧宫腔的 IUD 导致另一侧妊娠

D. IUD 嵌顿或异位

E. 在排卵期同房导致妊娠

75. 宫内节育器放置后出血的叙述正确的是

A. 常发生在放置后半年内

B. 表现为月经量增多、经期延长或周期中点滴出血

C. 多由于感染引起

D. 质量已大剂量抗生素为主,同时补充铁剂及非甾体抗炎药

E. 经治疗 1 周未见效者应取出 IUD

(76~77 题共用题干)

30 岁,女性,妊娠 50 日,欲终止妊娠。

76. 护士向其介绍避孕失败后最常用的补救措施是

A. 口服避孕药　　　　　　B. 放置宫内节育器　　　C. 负压吸引术

D. 依沙吖啶药物引产　　　E. 钳刮术

77. 患者术后,护士嘱其注意事项,应除外

A. 在观察室休息 1~2 小时　　　　　B. 术后一个月内禁止盆浴

C. 半个月内禁止性生活　　　　　　D. 保持外阴清洁

E. 阴道流血 10 日以上复诊

病例分析

1. 某女,剖宫产后 1 年,月经已复潮,要求避孕。妇科检查:子宫颈光滑,外口稍松,宫颈外口位于阴道口上 4cm,子宫大小正常,后倾,无压痛,活动好,双附件区无异常。请问:

(1) 首选哪种避孕方法?

(2) 如何护理?

2. 王女士,女,27 岁,孕 20 周,因高热一周曾服用多种药物,孕检时 B 超发现胎儿畸形入院,要求终止妊娠。常规检查无肝肾疾病、心脏病、高血压、血液病。妇科检查:子宫大小同孕周。请问:

(1) 该妇女适用于哪种方式终止妊娠?

(2) 选择该终止妊娠的方式后,简述其术后护理措施。

3. 李某,20 岁,G$_1$P$_0$,孕 10 周,因未婚要求终止妊娠。为其行人工流产负压吸引术。术中病人突然主诉胸闷,出现面色苍白、出汗多、心律紊乱、血压下降等症状。请问:

(1) 该病人出现了何种情况?

(2) 护士对其需实施何种相应的护理措施?

【参 考 答 案】

1. D	2. B	3. B	4. B	5. C	6. A	7. C	8. C	9. D	10. D
11. D	12. D	13. E	14. C	15. C	16. B	17. A	18. B	19. E	20. D
21. C	22. A	23. C	24. C	25. C	26. E	27. A	28. A	29. B	30. A
31. D	32. C	33. D	34. B	35. C	36. D	37. C	38. E	39. D	40. B
41. D	42. D	43. E	44. B	45. C	46. C	47. D	48. D	49. D	50. A
51. E	52. B	53. C	54. C	55. B	56. A	57. C	58. D	59. A	60. D
61. B	62. B	63. D	64. C	65. B	66. C	67. C	68. D	69. B	70. B

71. B 72. B 73. C 74. E 75. B 76. C 77. C

病例分析

1. (1) 该妇女应选择宫内节育器避孕。

(2) 护理:在排除该妇女怀孕的情况后,请病人在月经干净后 3~7 天行宫内节育器放置术。术前详细向病人讲解节育器放置手术的注意事项,取得病人合作,监测体温,预防感染;术中注意动作轻柔,防止子宫穿孔,密切观察病人生命体征以及有无不适主诉,防止人流综合征的发生;术后告知病人放置节育器的种类、使用年限,术后有少许阴道出血或下腹不适,可自行恢复。若出现出血过多、剧烈腹痛、发热应及时就诊。1 周内避免重体力活、剧烈运动及引起盆腔充血的活动,2 周内禁性生活和盆浴,3 个月内注意节育器有无脱落,并分别于节育器放置后 3、6、12 个月各复查 1 次,以后每年复查 1 次。

2. (1) 该病人应选择依沙吖啶羊膜腔穿刺引产术。

(2) 行依沙吖啶羊膜腔穿刺术的术后护理措施:①严密观察药物副作用,并记录体温、脉搏、呼吸、血压、子宫收缩、阴道出血及阴道流水情况;②有规律宫缩后应严密观察产程进展,临产前送入产房待产。外阴用消毒液冲洗消毒,臀部铺上无菌巾,分娩时注意保护会阴;③引产完毕病人回室后,定时监测血压、脉搏、腹痛及阴道出血情况,指导病人多饮水尽早排尽尿液,促进子宫复旧;④引产后酌情使用抗生素及缩宫素。

3. (1) 该病人发生了人工流产综合征。其发生除与孕妇精神紧张,不能耐受宫颈扩张牵拉和过高的负压有关外,主要是子宫颈、宫体受机械性刺激导致迷走神经兴奋、冠状动脉痉挛、心脏传导功能障碍所致。

(2) 应暂停操作,立即予以静脉注射阿托品 0.5mg、并予以吸氧,密切观察生命体征变化以及不适症状缓解情况。

(孙美玲)

第十五章
母婴常用护理技术

【重点、难点提示】

一、孕/产妇常用护理技术

(一)胎心电子监护

1. 目的　动态观察胎儿在宫腔内的状态;观察胎动、宫缩对胎心率的影响;评估胎儿宫内安危状况。

2. 适应证　孕32周后常规产前监测;高危妊娠和怀疑胎盘功能低下者;其他相关检查提示胎儿宫内可能有缺氧者。

3. 护理要点　①孕/产妇胎心监护时尽量取半卧或侧卧位,防止子宫压迫下腔静脉引起仰卧位低血压综合征;②避免在孕/产妇空腹情况下进行胎心监护,以免饥饿引起胎心加快导致假阳性率高;③固定胎心和宫缩探头的带子不可过紧或过松,以容纳一指为宜。使用宫缩探头时不可涂抹耦合剂;④每次监护20分钟,观察胎动时胎心率的变化或胎心率与宫缩变化的关系,如有异常可延长20~40分钟,发现胎心率异常应及时报告医生并协助处理。

(二)人工破膜技术

1. 目的　观察羊水的颜色、性状及量,从而间接判断胎儿在宫内的情况;加强宫缩、缩短产程。

2. 适应证　产程进展缓慢者,但无明显头盆不称、臀位或横位等异常胎位;宫口开全仍未破膜者;疑胎儿窘迫时为了解胎儿宫内情况;羊水过多,有严重压迫症状,需终止妊娠者。

3. 护理要点　①严格执行无菌操作,以防感染;②破膜前后应持续监测胎心;③动作轻柔,避免损伤阴道软组织;④破膜应在两次宫缩之间进行,防止破膜后羊水流出过快或导致羊水栓塞;⑤破膜后需卧床休息,抬高臀部,注意保持会阴部的清洁。

(三)会阴阻滞麻醉

1. 目的　缓解产妇会阴侧切与缝合时的疼痛;减轻阴道手术助产术、头位异常经阴道胎头旋转术、产后检查软产道裂伤等手术过程中的疼痛。

2. 适应证　会阴切开或会阴阴道撕裂修复前;阴道手术助产术、头位异常经阴道胎头旋转术、产后检查软产道裂伤等手术前。

3. 护理要点　①注射麻醉药物前需抽回血,以避免注入血管内;②穿刺过程须防止针头穿过阴道刺伤胎儿头皮;③针头穿刺时应找准部位一次成功,避免反复穿刺引起血肿、感染等并发症。

(四)子宫按摩(单手或双手)法

1. 目的　促进子宫收缩,减少出血。按摩的方法有腹壁按摩子宫法与腹壁-阴道按摩子宫法。

2. 适应证　产后子宫未复旧者;产后子宫出血量较多者。

3. 护理要点　①按摩子宫的力量应从小到大,力量要适度,手法要正确,切忌使用暴力;②按摩时应注意观察产妇的表情、子宫的硬度、子宫底的高度、阴道流血量等,听取产妇主诉,以便及时发现产后出血的征象;③使用镇痛泵者可于按摩前追加镇痛药剂量,减轻疼痛;④如按摩子宫,出血仍不见好转,应及时通知医生处理。

(五)会阴擦洗/冲洗

1. 目的　保持会阴及肛门清洁,促进产妇舒适及会阴切口愈合;预防生殖系统、泌尿系统逆行感染。

2. 适应证　①产后1周内或会阴有伤口者;②长期阴道有流血或流液者;③留置尿管者。

3. 护理要点　①会阴擦洗/冲洗时,注意观察会阴部及会阴切口有无红肿、愈合情况,分泌物及其性状,恶露的颜色、气味及其性状等,发现异常及时通知医生处理;②有留置尿管者,要将尿道口周围反复擦洗干净,并注意尿管是否通畅和尿液的颜色与性状,避免脱落或折叠;③会阴部污垢或血迹较多时,根据情况可适当增加擦洗次数,直至擦洗干净;会阴部有切口时,先擦洗切口部位,若切口感染,则最后擦洗切口部位;④一根长棉签(棉球)限用一次。会阴冲洗时用无菌干棉球堵住阴道口,防止污水进入阴道,导致逆行感染。

(六)会阴湿热敷

1. 目的　促进血液循环,加速局部新陈代谢,增强白细胞的吞噬功能,刺激局部组织的生长和修复,从而达到消炎、消肿,利于伤口愈合的目的;降低神经末梢的兴奋性,缓解局部疼痛。

2. 适应证　会阴部水肿者;会阴部陈旧性血肿者;会阴部伤口发生硬结及早期感染者。

3. 护理要点　①热敷范围为病损范围的2倍;②湿热敷的温度为41~48℃,避免热敷布的温度过高,导致局部组织烫伤,在热敷的过程中要注意观察热敷部位局部状况,尤其是休克、昏迷以及感觉不敏感者;③会阴湿热敷应该在会阴擦洗或冲洗、清洁外阴局部伤口污垢后进行;④对有创伤口进行湿热敷时,严格执行无菌操作,热敷后需给伤口换药,以免感染。

(七)会阴红外线照射

1. 目的　利用红外线的热作用,使局部血管扩张、血液循环加快,加速炎症产物的吸收和消散,具有消炎、消肿作用;红外线热还可降低神经末梢的兴奋性,减轻局部疼痛。

2. 适应证　同会阴湿热敷。

3. 护理要点　①照射治疗前,应向产妇讲明注意事项,请患者不要移动体位,以免烫伤;②照射过程中,应注意观察产妇有无头晕、心悸、过热等现象,必要时停止照射;③照射过程中及照射完毕后,应仔细观察和检查局部皮肤有无发红、水泡、灼痛等异常现象。

(八)母乳喂养

1. 目的　提供婴儿营养、促进发育,提高免疫力、预防疾病;预防产后出血,有利于避孕和降低女性癌症的危险性;促进亲子关系。母乳喂养的姿势有侧卧位、搂抱式、抱球式等。

2. 适应证　母亲无重要脏器功能严重损害及先天代谢性疾病;母亲不处于传染病的急性传染期;母亲没有进行有害于婴儿的药物治疗;婴儿无先天性代谢性疾病,如苯丙酮尿症、枫糖尿症和半乳糖血症等。

3. 护理要点　①在进行母乳喂养指导时,指导者应选择舒适的姿势,避免肌肉过度疲劳导致背痛和其他不适;②母亲喂哺时应保持愉快的心情、舒适的体位、全身肌肉松弛,有利于乳汁排出;③保持婴儿头和颈略微伸展,以免鼻部受压而影响呼吸,但也要防止过度伸展造成吞咽困难;④每次哺乳时,先让婴儿吸空一侧乳房,再吸吮另一侧乳房;⑤在进行母乳喂养过程中,母亲应面对面注视婴儿,通过目光、语言、抚摸等沟通技巧与婴儿进行情感交流;⑥哺乳原则是按需哺乳,哺乳的时间及频率取决于新生儿的需要和母亲奶胀的情况。

(九)乳房护理技术

乳房护理技术是通过乳房热敷、按摩、挤奶等方法,促进乳汁分泌、保持乳腺管通畅、预防乳腺炎发生的技术。

1. 目的　促进乳汁分泌,保持乳腺管通畅;缓解奶胀,防止乳汁淤积,预防乳腺炎的发生。

2. 适应证　发生奶胀、乳汁淤积及乳腺管堵塞时;产妇或新生儿生病需延迟哺乳时;早产儿、低体重儿或无吸吮能力时,需要挤奶喂养时。

3. 护理要点　①按摩力度要适宜,切忌用力过猛,使产妇产生恐惧感;②不要挤压或牵拉乳头及乳房,不要双手在整个乳房上滑动推挤;③注意挤奶时手及储奶容器的清洁,保证乳汁不被细菌污染。

二、产后康复护理技术

(一)盆底肌肉功能锻炼

1. 目的　提高盆底肌肉收缩能力、预防和治疗尿失禁和盆腔器官脱垂;改善性生活质量。

2. 适应证　产后妇女常规的盆底肌肉锻炼(产后一年内是盆底功能康复的最佳时机);盆底肌力减弱,如无法对抗阻力、收缩持续时间≤3秒(检测盆底肌力评级≤3级)或阴道收缩压≤30cmH$_2$O者;产后出现尿失禁或者尿失禁在产后持续存在者;轻、中度子宫脱垂、阴道壁膨出者;阴道松弛、阴道痉挛、性生活不满意者;产后排便异常或尿潴留者。

3. 护理要点　①需按照盆底康复治疗的原则,根据产妇个体情况制定训练方案;②尽量避免在收缩盆底肌群时收缩其他肌肉,如大腿、背部和腹部肌肉;③产后1个月内,由于子宫处于恢复期,会有少量流血,只适合做简单的盆底肌训练,阴道流血停止后,可选择生物反馈训练或电刺激治疗。

(二)产后保健操

1. 目的　减轻产后不适,恢复骨骼肌肉的伸展;增强腹部肌肉张力,保持良好身材;促进骨盆底肌群收缩,防止因松弛而导致的尿失禁、膀胱直肠膨出、子宫脱垂;促进血液循环,预防血栓性静脉炎;促进子宫复旧。

2. 适应证　阴道分娩和剖宫产的产妇。

3. 护理要点　①产妇衣着宽松、舒适、床垫忌过软;②饭前或饭后30分钟开始,早晚各1次,每次15分钟左右。

三、新生儿常用护理技术

(一)新生儿沐浴

1. 目的　清洁新生儿皮肤,协助皮肤排泄和散热;促进血液循环,加速新陈代谢;活动肢体,观察全身皮肤情况。

2. 护理要点　①沐浴应在喂奶前或喂奶后1小时进行,以防止溢奶或呕吐;②先放水,调好水温,再沐浴;③沐浴前应洗手,避免交叉感染;④沐浴液不能直接滴在新生儿皮肤上,沐浴时勿使浴水流入耳、鼻、眼、口腔,避免爽身粉进入眼、口、呼吸道;⑤沐浴过程中,动作应轻柔、注意保暖,避免新生儿受凉及损伤,沐浴中应与新生儿进行目光、语言、抚摸等交流,以表达其爱和关怀。

(二)新生儿抚触

1. 目的　提高迷走神经兴奋性,促进胃泌素和胰岛素的释放,有利于消化吸收,促进新生儿体重增长和智力发育;减少哭闹,增加新生儿睡眠;促进呼吸循环功能;刺激新生儿淋巴系统,增强抗病能力;增进母子感情,满足新生儿情感需求。

2. 适应证　足月分娩的新生儿,包括自然分娩及剖宫产儿;妊娠32~36周分娩的早产儿、低体重儿(体重2000~2500g,住院期间无需特殊处置者);胎儿宫内发育迟缓者;新生儿疾病康复后期者。

3. 护理要点　①抚触应选择在新生儿两次喂奶之间,清醒、不疲倦、不饥饿、不烦躁,沐浴后、午睡醒后或晚上睡前较好;②每次抚触15~20分钟,每日2~3次;③抚触一开始时,动作应轻柔,然后逐渐增加力度;④抚触过程中应注意观察新生儿的反应,如有哭闹、肌张力增加、肤色异常、呕吐等则应停止抚触。同时,应通过目光、语言等与新生儿进行情感交流;⑤早产儿应在温度适宜的环境中进行抚触,体温不稳定者应在暖箱内进行。

（三）新生儿疾病筛查——足跟采血

1. 目的　对一些危害严重并能有效治疗的遗传性、先天性代谢性疾病进行早期筛查，以便早期诊断和治疗。

2. 适应证　先天性甲状腺功能低下的筛查；红细胞葡萄糖-6-磷酸脱氢酶缺乏症的筛查；苯丙酮尿症的筛查。

3. 护理要点

（1）采血时间要适宜，新生儿出生后充分哺乳（哺乳至少8次）72小时后且7日之内进行，对于各种原因（早产儿、低体重儿、正在治疗疾病的新生儿、提前出院者）未采血者，采血时间一般不超过出生后20天。

（2）每个血斑直径大于8mm，血滴自然渗透，滤纸正反面血斑一致，血斑无污染、无渗血环。

（3）采血部位为足跟内外侧缘。禁止在以下部位采血：①足跟中心部；②足弓部位；③曾经用过的针眼部位；④水肿或肿胀部位；⑤手指部位；⑥后足跟弯曲部位，以免造成邻近组织如软骨、肌腱、神经等的损伤。

（四）新生儿听力筛查技术

新生儿听力筛查是指在新生儿出生后48~72小时，用耳声发射检测仪对其听力进行初步检测，以筛查出可疑听力损伤人群的技术。

1. 目的　尽早发现有听力障碍的新生儿，并能给予及时干预，减少对语言发育和其他神经精神发育的影响。筛查出可疑听力损伤人群。

2. 适应证　出生后48~72小时的新生儿。

3. 护理要点　①应在新生儿安静状态下测试；②筛查通过仅意味着此次筛查未发现异常，还有出现迟发型听力损害的可能，需要跟新生儿家长沟通；③出院前未通过者42天内进行复筛，仍未通过者转听力检测中心；④告知有高危因素的新生儿家长，即使通过筛查仍应注意观察听力变化，3年内每6个月随访一次；⑤确诊为听力损伤的新生儿应及时到医院的专科进行相应的医学干预。

（五）新生儿窒息复苏

1. 目的　帮助新生儿建立自主呼吸，恢复心跳。

2. 适应证　出生后不能建立正常自主呼吸的新生儿。

3. 护理要点　①体温管理：将新生儿置于合适中性温度的暖箱。对胎龄<32周早产儿复苏时，可采用塑料袋保温；②正压通气时控制压力：早产儿由于肺发育不成熟，通气阻力大，不稳定的间歇正压给氧易使其受伤害。正压通气需要恒定的吸气峰压及呼气末正压，推荐使用T-组合复苏器进行正压通气；③避免肺泡萎陷：胎龄<30周、有自主呼吸，或呼吸困难的早产儿，产房内尽早使用持续气道正压通气。根据病情选择性使用肺表面活性物质；④维持血流动力学稳定：由于早产儿生发层基质的存在，易造成室管膜下-脑室内出血。心肺复苏时要特别注意保温、避免使用高渗药物，注意操作轻柔，维持颅压稳定；⑤缺氧后器官功能监测：围产期窒息的早产儿因缺氧缺血易发生坏死性小肠结肠炎，应密切观察，延迟或微量喂养。注意尿量、心率和心律；⑥减少氧损伤：早产儿对高动脉氧分压非常敏感，易发生氧损害。需要规范用氧，复苏开始时给氧浓度应低于65%，并进行脉搏血氧饱和度或血气的动态监测，使血氧饱和度维持在目标值，复苏后应使血氧饱和度维持在90%~95%。定期眼底检查随访。

【自测试题】

A1 型题

1. 使用电子胎心监护测胎心率，下列指标提示胎儿缺氧的是

A. 胎心率的波动范围在 10~25 次 / 分   B. 变异的频率≥6 次 / 分

C. 早期减速   D. 变异减速

E. 晚期减速

2. 产妇分娩时行会阴左侧切,产后的护理方法下列哪项是**错误**的

     A. 0.1% 苯扎溴铵消毒液擦洗,每天 2 次   B. 外阴伤口水肿疼痛者用 50% 硫酸镁湿热敷

     C. 左侧卧位   D. 伤口红肿者可用红外线照射

     E. 术后每日检查伤口,了解有无感染征象

3. 会阴切开缝合术前注射的麻醉药利多卡因的浓度为

     A. 1%   B. 2%   C. 3%

     D. 4%   E. 5%

4. 会阴红外线照射时,关于红外线仪的烤灯灯距和照射时间下列哪项是正确的

     A. 10~20cm,10~20 分钟   B. 20~30cm,10~20 分钟

     C. 30~50cm,10~20 分钟   D. 30~50cm,20~30 分钟

     E. 50~60cm,20~30 分钟

5. 下列哪**些**情况下能哺乳

     A. 母亲处于传染病的急性传染期   B. 母亲乙肝携带者

     C. 婴儿患半乳糖血症   D. 婴儿患苯丙酮尿症

     E. 婴儿患枫糖尿症

6. 有关母乳喂养,下列何项是**错误**的

     A. 早接触、早吮吸

     B. 每次哺乳时,先让婴儿吸空一侧乳房,再吸吮另一侧乳房

     C. 哺乳原则是按时哺乳

     D. 乳汁不足时,应及时补充按比例稀释的牛奶

     E. 患乳腺炎时,可酌情进行母乳喂养

7. 有关产后盆底肌肉功能锻炼,下列哪项措施是**错误**的

     A. 根据产妇个体情况制定训练方案

     B. 在收缩盆底肌群时收缩其他肌肉,如大腿、背部和腹部肌肉

     C. 产后 1 个月内,只适合做简单的盆底肌训练

     D. 阴道流血停止后,可选择生物反馈或电刺激治疗

     E. 盆底肌肉电刺激一般每次治疗 15~30 分钟,每周 2~3 次

8. 新生儿足跟采血每个血斑直径大于多少

     A. 2mm   B. 4mm   C. 6mm

     D. 8mm   E. 10mm

A2 型题

9. 患者,女,白带增多,外阴瘙痒伴灼热感 2 周。阴道黏膜充血(++),有散在红色斑点,白带呈泡沫状,灰黄色,质稀薄,有腥臭味。给患者做阴道灌洗应选用的溶液为

     A. 2%~4% 碳酸氢钠溶液   B. 1∶2000 苯扎溴铵液

     C. 1∶5000 高锰酸钾液   D. 1∶1000 呋喃西林

     E. 0.5% 乳酸溶液

10. 王女士,32 岁,G_1P_0,孕 41 周。昨日计划分娩入院,昨日下午 8 点阴道放置水囊管促宫颈成熟。今早 8 点拔除水囊,现胎心好,宫缩欠佳,未破膜。护士准备为其行人工破膜术,下列哪项护理措施是**错误**的

A. 严格执行无菌操作,以防感染

B. 破膜前后应持续监测胎心音

C. 动作轻柔,避免损伤阴道软组织

D. 破膜应在宫缩时进行,防止破膜后羊水流出过快或导致羊水栓塞

E. 破膜后最好卧床休息,注意会阴部的清洁

11. 王女士,26岁,顺利分娩一足月男婴。产后为其进行子宫按摩,下列措施哪项是**错误**的

A. 产妇取仰卧位

B. 护士一手压耻骨联合上方使子宫抬起,另一手置于子宫底部,拇指在前壁,其余4指在后壁,均匀而有节律地按摩子宫底

C. 按摩时应注意子宫的硬度、子宫底的高度、阴道流血量

D. 使用镇痛泵者可于按摩前追加镇痛药剂量,减轻疼痛

E. 按摩子宫后热敷子宫,减少产后出血的发生

12. 某妇女,28岁,足月分娩。会阴Ⅰ度裂伤,产后访视见会阴水肿,产妇自觉疼痛,护士为其进行会阴湿热敷,下列护理措施哪项**不妥**

A. 热敷前应将凡士林均匀涂于热敷部位

B. 热敷范围为病损范围的2倍

C. 湿热敷的温度为50~52℃

D. 会阴湿热敷应在清洁外阴局部伤口后进行

E. 在热敷的过程中要注意观察热敷部位局部状况

13. 足月女婴,3天前顺利分娩,现一般情况好,脐根部未发现异常。为其消毒脐部选择的消毒液为

A. 50% 乙醇   B. 75% 乙醇   C. 95% 乙醇

D. 2.5% 碘酊   E. 0.5% 碘伏

14. 患者,女,60岁,确诊为"子宫颈癌",拟行广泛子宫切除和盆腔淋巴结清扫术。术前为该患者进行阴道冲洗,最宜选用哪种冲洗液

A. 2%~4% 碳酸氢钠溶液   B. 1:100 苯扎溴铵液   C. 1:5000 高锰酸钾液

D. 1:500 高锰酸钾液   E. 2.5% 乳酸溶液

15. 初产妇,28岁,孕足月分娩,会阴侧切娩出一女婴,产后第二天,会阴伤口有水肿,查伤口无分泌物,压痛(-),此产妇会阴护理哪项**不妥**

A. 保持外阴清洁,干燥   B. 每日用苯扎溴铵棉球擦洗会阴3次

C. 50% 硫酸镁溶液湿敷会阴   D. 每天1:5000 高锰酸钾坐浴2次

E. 局部红外线照射

16. 足月男婴,4天前顺利分娩,现一般情况好,护士为其做抚触,下列护理措施哪项**不妥**

A. 抚触应选择在新生儿两次喂奶之间

B. 每次抚触30分钟,每日2~3次

C. 抚触一开始时,动作应轻柔,然后逐渐增加力度

D. 抚触过程中应注意观察新生儿的反应

E. 抚触过程中应注意与新生儿进行情感交流

17. 足月女婴,2天前剖宫产出生,护士为其做足底血采集进行新生儿筛查,选择的采血部位为

A. 足跟中心部   B. 足跟内外侧缘   C. 足弓部位

D. 手指部位   E. 后足跟弯曲部

18. 足月女婴,2天前顺产出生,护士为该女婴做新生儿听力筛查,下列哪项措施是**不妥**的

A. 应在新生儿清醒状态下测试

B. 筛查通过仅意味着此次筛查未发现异常

C. 出院前未通过者42天内进行复筛,仍未通过者转听力检测中心

D. 筛查通过,还有出现迟发型听力损害的可能

E. 确诊为听力损伤的新生儿应及时到医院的专科进行相应的医学干预

A3/A4型题

(19~20题共用题干)

王女士,30岁,G_1P_0,阴道自然分娩,产后第1天,会阴伤口水肿,护士为产妇做会阴湿热敷。

19. 会阴湿热敷最常选用的药液是

A. 50% 硫酸镁   B. 4% 碳酸氢钠   C. 1:5000 高锰酸钾

D. 0.5% 醋酸   E. 75% 乙醇

20. 会阴湿热敷溶液的温度,下列正确的是

A. 25~30℃   B. 35~40℃   C. 40~45℃

D. 41~48℃   E. 45~50℃

(21~22题共用题干)

刘女士,25岁,患有外阴炎症,拟进行坐浴,门诊护士为该病人进行治疗指导。

21. 坐浴的时间,下列正确的是

A. <10 分钟   B. 10~15 分钟   C. 20~30 分钟

D. 40~50 分钟   E. >50 分钟

22. 坐浴的水温宜为

A. 60℃左右   B. 50℃左右   C. 40℃左右

D. 30℃左右   E. 20℃左右

案例分析

李女士,30岁,足月顺产后2天,会阴Ⅰ度裂伤。护士为其进行会阴擦洗。

(1) 护士应从哪些方面去评估会阴的情况?

(2) 护士应如何为其进行会阴擦洗?

(3) 会阴擦洗过程中有哪些注意事项?

【参考答案】

1. E   2. C   3. A   4. D   5. B   6. C   7. B   8. D   9. E   10. D

11. E   12. C   13. B   14. C   15. D   16. B   17. B   18. A   19. A   20. D

21. C   22. C

案例分析

(1) 会阴及外阴情况:清洁度、有无异味、炎症、伤口、出血、水肿及分泌物等及有无留置尿管。

(2) ①携用物至床旁,进行身份识别及查对,告知产妇会阴擦洗/冲洗的目的和注意事项,取得合作;②关闭门窗,调节室温,请病室内其他人员暂时回避,拉上床旁隔帘,保护产妇隐私;③协助其脱下对侧裤腿盖在近侧腿上。屈膝仰卧位,双腿外展,暴露外阴,臀下垫一次性会阴垫巾,会阴冲洗者臀下置便盆;④将内盛消毒液棉球的换药碗、弯盘置于产妇两腿间近会阴处;⑤戴一次性手套,取用无菌长棉签蘸取消毒液(或两手各持一把无菌镊子或消毒止血钳,一把用于传递消毒棉球,一把进行擦洗)擦洗。一般擦洗3遍。擦洗的顺序为:第1遍时按照自上而下,由外向内的原则。依次擦洗阴阜、两大腿内上1/3、大阴唇、小阴唇、会阴、臀部、肛门,初步擦净外阴血迹、分泌物和污垢等。第2遍擦洗的顺

序为自上而下,由内向外,依次擦洗小阴唇、大阴唇、阴阜、大腿内上 1/3、会阴、臀部、肛门;或以伤口、阴道口为中心逐渐向外擦洗,最后擦洗肛门及肛门周围,以防伤口、阴道口、尿道口被污染。第 3 遍顺序同第 2 遍。一根长棉签(棉球)限用一次。若行会阴冲洗,应将便盆置于臀下,一边冲洗一边擦拭。冲洗的顺序同会阴擦洗;⑥用干纱布擦干会阴及伤口,协助产妇更换会阴垫;⑦脱手套,协助患者穿好衣裤,安置于舒适体位,整理好床铺。开门窗、拉开床帘;⑧整理用物,洗手,做好护理记录。

(3) ①会阴擦洗 / 冲洗时,注意观察会阴部及会阴切口有无红肿、愈合情况,分泌物及其性状,恶露的颜色、气味及其性状等,发现异常及时通知医生处理;②有留置尿管者,要将尿道口周围反复擦洗干净,并注意尿管是否通畅和尿液的颜色与性状,避免脱落或折叠;③会阴部污垢或血迹较多时,根据情况可适当增加擦洗次数,直至擦洗干净;会阴部有切口时,先擦洗切口部位,若切口感染,则最后擦洗切口部位;④操作前后护士均需洗净双手或进行手消毒,并注意无菌操作;⑤会阴冲洗时用无菌干棉球堵住阴道口,防止污水进入阴道,导致逆行感染。

(王小燕)

第十六章
母婴常用诊疗技术及护理

【重点、难点提示】

本章重点解析穿刺术（阴道后穹隆及羊膜腔穿刺术）、会阴切开缝合、人工剥离胎盘、阴道助产（胎头吸引术、产钳术、臀牵引及臀位助产术）和剖宫产等各项诊疗技术的目的、适应证、操作前准备、操作步骤及护理要点。

一、穿刺术

（一）阴道后穹隆穿刺术

在无菌条件下，用穿刺针经阴道后穹隆刺入盆腔，抽取直肠子宫陷凹内积聚的液体进行肉眼观察、化验、病理检查，是妇产科常用的简便、快捷的辅助诊断方法。

（二）羊膜腔穿刺术

是指在无菌条件下，将穿刺针经过腹壁进入妊娠子宫的羊膜腔内，抽取羊水进行生化检测和细胞检测的方法。主要用于产前诊断、中期妊娠引产及治疗羊水异常等疾病。出生缺陷的产前诊断一般在妊娠 16~22 周进行穿刺。

二、会阴切开缝合术

会阴切开主要用于分娩第二产程中预防会阴条件不好导致的胎儿娩出受阻或分娩中母体会阴的严重损伤，常用的方式有会阴侧切和会阴正中切开。切开时机一般在预计胎儿娩出前 5~10 分钟。会阴侧切时剪刀在会阴后联合中线起始呈 45° 角，会阴高度膨隆时可为 60° 角，于宫缩胎头拨露、会阴部变薄时一次全层剪开长约 4~5cm。

三、人工剥离胎盘术

是指胎儿娩出后，术者用手剥离并取出滞留于宫腔内胎盘的手术。应严格执行无菌操作，术中术后应注意观察生命体征及子宫收缩情况。

四、阴道助产术

（一）胎头吸引术

是借助胎头吸引器形成负压（200~300mmHg）牵拉胎头，协助胎儿娩出的一种手术。需缩短第二产程者，查无明显头盆不称、宫口开全、胎头双顶径达坐骨棘水平以下者协助分娩的一种手术。注意牵引时间不宜过长，负压吸引力不宜过大，滑脱不能超过 2 次，术后并协助做好新生儿护理。

（二）产钳术

是利用产钳牵拉胎头，协助胎儿娩出的方法，目前临床上常用的是低位产钳助产术。适应证同胎吸术，术后注意检查软产道及做好新生儿抢救准备。

（三）臀牵引及臀位助产术

臀位分娩时，胎儿全部躯体均由手法牵出，称为臀位牵引术，如仅在胎儿脐部以上部分由手法牵出时,称臀位助产术。胎儿脐部至胎儿完全娩出不超过 8 分钟。

五、剖宫产术

是经过腹部切开子宫,取出成熟胎儿的手术,主要有 3 种术式:子宫体部剖宫产术、子宫下段剖宫产术和腹膜外剖宫产术,临床比较常用后两种术式。术后严格避孕 2 年。

【自 测 试 题】

A1 型题

1. 有关剖宫产的适应证,以下**错误**的是
   - A. 初产臀位,足先露
   - B. 胎儿窘迫
   - C. 已达预产期胎头尚未入盆
   - D. 头盆不称
   - E. 横位,出现先兆子宫破裂

2. 会阴后 - 侧切开的长度一般为
   - A. 1~2cm
   - B. 2~3cm
   - C. 3~4cm
   - D. 4~5cm
   - E. 5~6cm

3. 在胎头吸引器内造成适当负压,形成的负压大小是
   - A. 100~200mmHg
   - B. 200~300mmHg
   - C. 300~400mmHg
   - D. 400~500mmHg
   - E. 500~600mmHg

4. 胎头吸引术应何时解除负压
   - A. 胎头未娩出时
   - B. 胎头娩出后
   - C. 胎头即将娩出时
   - D. 胎身娩出时
   - E. 胎身娩出后

5. 胎头吸引术助产不应超过
   - A. 1 次
   - B. 2 次
   - C. 3 次
   - D. 4 次
   - E. 5 次

6. 胎头吸引术负压吸引时间最佳一般不超过多长时间
   - A. 30 分钟
   - B. 25 分钟
   - C. 20 分钟
   - D. 15 分钟
   - E. 10 分钟

7. 会阴正中切开术的优点**不包括**
   - A. 出血少
   - B. 瘢痕小
   - C. 愈合好
   - D. 易缝合
   - E. 不易撕裂肛门括约肌

8. 出生缺陷的产前诊断一般在妊娠几周进行羊膜腔穿刺
   - A. 1~5 周
   - B. 6~12 周
   - C. 11~16 周
   - D. 16~22 周
   - E. 22~28 周

A2 型题

9. 刘女士,32 岁,剖宫产术后 24 小时,病人宜采用的体位是
   - A. 半卧位
   - B. 侧卧位
   - C. 自由体位
   - D. 去枕平卧位
   - E. 垫枕平卧位

10. 女性,26 岁,G₁P₀,孕 38 周,基层转诊,腹部检查:子宫横椭圆形,儿头位于右侧腹,胎心于右脐旁可闻及,136 次 / 分,子宫下段拉长,压痛明显,宫缩时脐下可见环形凹陷,肛诊宫口开大 8cm,先露 S-1,此时应采取最适宜的方法是
   - A. 断头术
   - B. 内倒转术
   - C. 外倒转术
   - D. 碎胎术
   - E. 剖宫产术

A3/ A4 型题

(11~13 题共用题干)

席女士,G₁P₀,妊娠合并心脏病,心功能I级,宫口开全 2 小时,胎头于坐骨棘下 2cm,宫缩较前减弱,胎膜已破,胎心 110 次/分钟,一般情况较好

11. 此时应采取的最好的处理方式是
    A. 指导屏气,加快产程　　　　B. 会阴侧切　　　　C. 剖宫产
    D. 产钳术　　　　　　　　　　E. 待其自然分娩

12. 产钳术操作中**不正确**的是
    A. 术前导尿　　　　　　　　　B. 阴道检查　　　　C. 放置产钳
    D. 牵拉时用力向上拉　　　　　E. 沿产轴方向牵拉

13. 术后护理正确的是
    A. 检查骨产道　　　　　　　　B. 保留尿管 72 小时　　C. 指导及时回乳
    D. 会阴擦洗每日 2 次　　　　　E. 产妇应平卧位

案例分析

张女士,曾做过两次人工流产,现胎儿娩出 30 分钟,胎盘尚未娩出,检查宫底平脐,在产妇耻骨联合上方轻压子宫下段时,外露的脐带随宫体上升而回缩,阴道出血量多,诊断为植入性胎盘。

(1) 请叙述胎盘剥离的主要征象。

(2) 应采取的主要诊疗措施。

【参考答案】

1. C　　2. D　　3. C　　4. C　　5. B　　6. E　　7. E　　8. D　　9. A　　10. E
11. D　　12. D　　13. D

案例分析

(1) 胎盘剥离的主要征象:宫体变硬呈球形,宫底上升达脐上;阴道口外露的一段脐带自行延长;阴道少量流血;用手掌尺侧在产妇耻骨联合上方轻压子宫下段时,宫体上升而外露的脐带不回缩。

(2) 应采取的主要诊疗措施包括人工剥离胎盘,若剥离确实困难,不可强行剥离,应考虑胎盘植入,做好术前准备,行子宫切除术。

（茅　清）

参 考 文 献

［1］安力彬 . 妇产科护理规范化操作 . 北京：人民军医出版社，2011.

［2］曹泽毅，乔杰 . 妇产科学 . 第 2 版 . 北京：人民卫生出版社，2014.

［3］蔡文智 . 助产技能实训 . 北京：人民卫生出版社，2015.

［4］郎景和 . 中华妇产科杂志临床指南荟萃 . 北京：人民卫生出版社，2015.

［5］莫洁玲 . 妇产科护理学 . 北京：人民卫生出版社，2013.

［6］刘兴会，漆洪波 . 难产 . 北京：人民卫生出版社，2015.

［7］刘兴会，徐先明等 . 实用产科手术学 . 北京：人民卫生出版社，2014.

［8］王玉琼 . 母婴护理学 .2 版 . 北京：人民卫生出版社，2012.

［9］王席伟 . 助产学 . 北京：人民卫生出版社，2013.

［10］熊庆 . 孕产期体重管理指南 . 成都：四川大学出版社，2012.

［11］谢幸，苟文丽 . 妇产科学 .8 版 . 北京：人民卫生出版社，2013.

［12］周昌菊，丁娟，严谨等 . 现代妇产科护理模式 .2 版 . 北京：人民卫生出版社，2010.

［13］郑修霞 . 妇产科护理学 .5 版 . 北京：人民卫生出版社，2012.

［14］中华医学会妇产科学分会产科学组 . 孕前和孕期保健指南 . 中华妇产科杂志，2011，46（2）：150-153.

［15］中国营养学会 . 中国居民膳食指南 . 北京：人民卫生出版社，2016.

［16］中国营养学会妇幼分会 . 中国孕期、哺乳期妇女和 0~6 岁儿童膳食指南（简要本）. 北京：人民卫生出版社，2010.

［17］Lowdermilk DL，Perry SE，Kathryn Rhodes，et al. Maternity and Women's health Care.11th ed，2012.